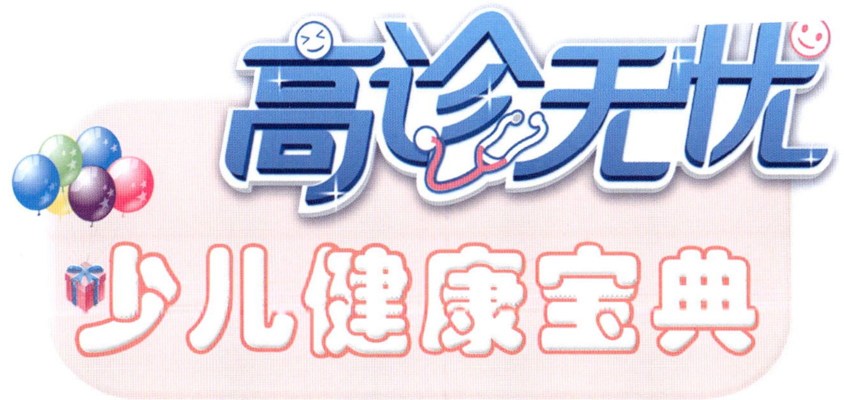

浙江电视台少儿频道　杭州市第一人民医院　联合编写

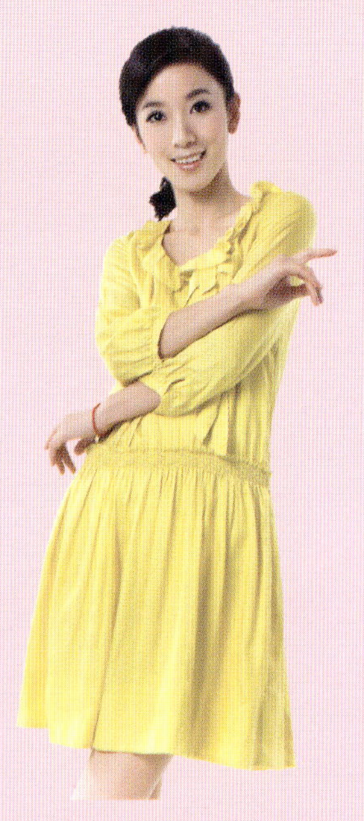

仗着爸妈给的好身体，我一直以来都肆无忌惮地“挥霍”着。可是，随着年龄不可遏制的增长，身体的各个零件发出了各种不和谐的声音，我茫然不知所措……

去年丹桂飘香的季节，我开始主持《高诊无忧》栏目。“医生，我为什么晚上老是失眠啊？”“医生，我的脖子好难受啊！”“啊呀，医生……”托这档栏目的福，我学到了不少。

从萧瑟的秋天跨过漫长而又寒冷的冬季，终于到了万物舒展的春天。季节变迁，角色也在不断地转变中……

“王婷，我们家宝宝为什么晚上总是哭？”“王婷，我们家孩子脸上怎么那么多痘痘？”……

其实疾病并不可怕，健康也是触手可及。关心家人的健康，是给他们最好的礼物；关心自己的健康，是对家人最大的安慰。

《高诊无忧》，希望你真正高枕无忧！

《高诊无忧》主持人　王　婷

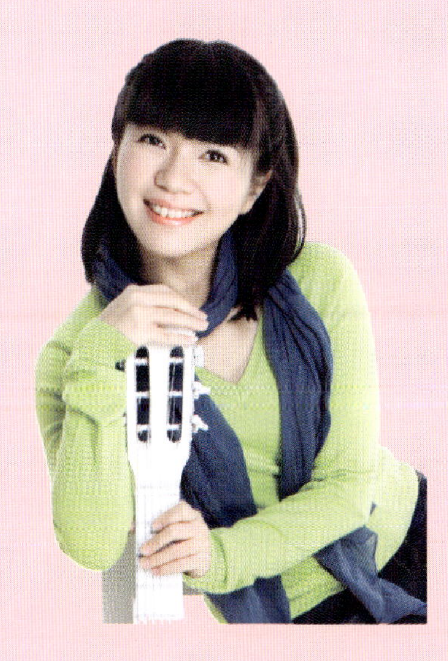

作为《高诊无忧》栏目的主持人，这档栏目于我，不仅是分内之工作，更是工作之外的一种福利。非常幸运，节目中能与众多儿科医学名家、养生达人面对面交流。大至身心疾病，小至饮食起居，从节目中汲取的养分让我忍不住与身边的年轻父母们分享。一年的时节，一天的时辰，安排好自己的生活跟心情，与自己的身体和谐相处，让我们每个人的小宇宙都充溢着饱满的正面的能量。

《高诊无忧》主持人　毛　毛

主持人爱“面子”。主持《高诊无忧》栏目已将近两百期，还真有很多人是通过这个栏目才认识到我的，很有“面子”。这档栏目无论在中医的调理、保健方面，还是在西医的诊断、护理方面，让大家及时了解如何应对孩子的常见疾病，如何调整孩子的健康状态。孩子的健康成长是我们的共同心愿！

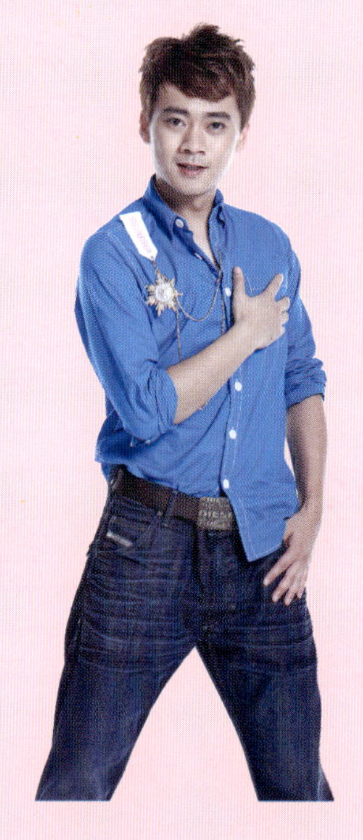

我不是医学专业毕业，我也并非久病成医，跟大家一样，在主持这档栏目之前，我在医学知识方面就如同一张白纸。渐渐地，纸上所呈现出来的也正是观众们所得到的——“高诊无忧”。

《高诊无忧》主持人　超　超

编委会

共同的心愿

2010年8月8日，《高诊无忧》栏目开播了，它像一颗泥土里新发出的幼芽，又像一个襁褓里的新生婴儿，我们诚惶诚恐、小心翼翼地呵护它长大，盼望着它枝繁叶茂，孔武有力；盼望着它造福于民，惠及一方。给父母最好的家庭医生，给孩子最好的健康生活，这是我们栏目设立之初的愿望，直至现在，直到永远。

接到很多观众的来电，有咨询，有问诊，有鼓励，有建议……在这里，我们要说一声感谢，感谢那么多的观众信任我们，关注我们。同时，我们也颇感欣慰，欣慰的是能给那么多的父母指点迷津、排忧解难。《高诊无忧》的每个专家都是经过千挑万选的，《高诊无忧》的每期内容都是有根有据的。正因为如此，中西医学的理念才能在栏目里交织碰撞，古今养生的智慧才能在荧屏上熠熠生辉。然而，电视节目一闪而过，不为任何人而停的传播方式却让很多观众留了一份遗憾在心底，留了一份愿望在嘴边："什么时候能出书就好了！"

在这个春暖花开的季节，我们经过慎重的筛选，把有关孩子健康的话题集结成册，同时在杭州市第一人民医院的大力支持下，终于有了这本《高诊无忧 少儿健康宝典》。

谨以此书献给天下父母，诚祝：孩子健康成长，父母高枕无忧。

浙江电视台少儿频道

2011年4月

目　录

CONTENTS

常见疾病

生活常识

心理健康

CHANGJIAN JIBING

常见疾病

每个孩子从呱呱落地到长大成人，总会经历一些或大或小的病痛：感冒发烧、咳嗽哮喘、肠胃不适等等，这里总结了孩子最常见的一些疾病的**应对方法**，让家长能够**少些焦虑**。

1. 春季谨防花粉过敏症

答疑专家：钟剑波（杭州市第一人民医院皮肤科主治医师）

什么是花粉过敏症

花粉过敏症又叫枯草热，表现为流鼻涕、打喷嚏、鼻眼痒以及咳嗽等症状。

花粉过敏症有哪些症状

1. 花粉过敏性鼻炎。表现为鼻子特别痒，突然间连续不断地打喷嚏，喷出大量鼻涕，伴有鼻子堵塞、呼吸不畅等。

2. 花粉过敏性哮喘。表现为阵发性咳嗽，呼吸困难，有白色泡沫样黏液，突发性哮喘发作并越来越严重，春季过后与正常人无二。

3. 花粉过敏性结膜炎。表现为眼睛发痒，眼睑肿胀，常有水样或脓性黏液分泌物出现。

如何预防儿童花粉过敏症

儿童的花粉过敏症往往在2～3岁后发生，主要应从以下几方面加以预防：

1. 对已有花粉过敏症的小儿，应采取一定的预防措施，以减少或减轻疾病的发作。如在空气中花粉浓度高的季节，可在医生的指导下有规律地服用抗组胺药物，如氯苯那敏(扑尔敏)等。对于较严重的花粉过敏性鼻炎和花粉过敏性哮喘患儿，应用激素。

2. 要减少小儿暴露在花粉中的机会。如在花朵授粉期间，关闭门窗；早晨空气中花粉密度高，尽量推迟小儿上午出门的时间，不要让小儿进行户外晨练；不要在户外晾晒小儿的衣物和被褥；大风或天气晴好的日子，少带小儿外出，减少野外活动。

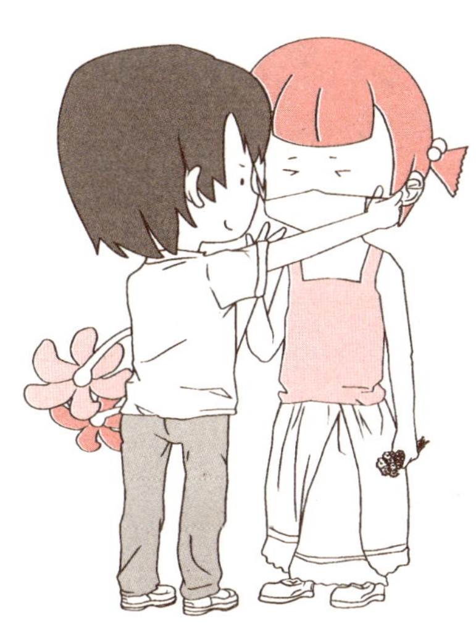

3. 霏霏细雨的时候，空气中的花粉可以被雨水彻底带走，花粉过敏症患儿的病情会明显好转。在秋天，霜冻可

谓花粉的大敌，所以秋天的霜冻一到，花粉过敏症患儿的日子就会明显好过起来。

2. 春季谨防流脑来袭

答疑专家：黄先玫（杭州市第一人民医院儿科主任医师）

什么是流脑

流脑是“流行性脑脊髓膜炎”的简称，是由脑膜炎双球菌引起的一种急性传染病。任何年龄都可发病，但以婴幼儿的发病率最高且最为严重。全年均可发病，一般以冬、春季发病较多，11 月后发病率开始上升，2～4 月达到高峰。脑膜炎双球菌常隐藏于患者或带菌者的鼻咽分泌物中，主要通过咳嗽、打喷嚏、说话等由飞沫直接经空气传播，进入呼吸道而引起感染。

流脑有哪些症状

流脑的早期症状和感冒差不多，表现为发热、头痛、咽痛、流鼻涕、咳嗽等。

通常流脑的初期症状为发热、头痛、流鼻涕、浑身乏力等，但持续时间非常短，经过几个小时或1～2天后，患者的皮肤、口腔黏膜、眼结膜开始出现出血点。这些出血点小如针尖，大则呈片状出血斑，这就是败血症的表现。病情严重时，患者会有颈项强直、频繁呕吐（呕吐呈喷射状）、怕光、烦躁等症状，甚至出现昏迷。暴发性流脑的病情发展更快，患者常在24小时内发生休克，表现为面色苍白、口唇青紫、血压下降，重者会危及生命。若婴幼儿患流脑，则病情更为凶险，常表现为睡眠不安、突然尖叫、两眼凝视不动，甚至发生抽搐。由于流脑的初期症状很像感冒，因此往往不被人们所重视，常有人视流脑为感冒，从而延误了治疗。

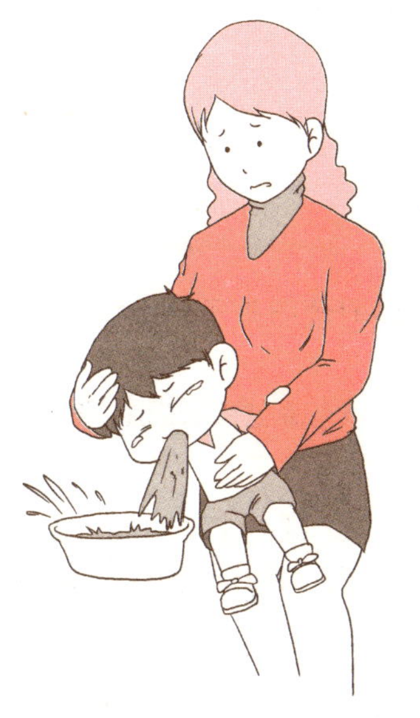

得了流脑有哪些危害

流脑具有起病急、变化多、病情重、流行广、传播快等特点，而且通常来势凶猛，病死率高，危害性非常大，若抢救不及时，常于24小时内危及患者的生命。

流脑的潜伏期一般为2～3天，最长不超过1周。流脑病毒传染性极强，多发于小儿，6个月～2岁的小儿因为自身抵抗力差，最容易感染。

如何预防孩子患上流脑

1. 避免孩子患上呼吸道感染，一旦出现上呼吸道感染要及时治疗。

2. 预防流脑的最佳方法是注射流脑疫苗。

3. 在流脑高发期，妈妈应尽量少带孩子去人口密集的场所。

4. 保持室内空气清新，每天定期开窗通风，以减少室内病菌的数量。

如何治疗流脑

1. 普通型流脑的治疗。① 一般治疗：卧床休息，流质饮食，必要时给予鼻饲或静脉补液；② 对症治疗：出现高热、头痛、呕吐、烦躁或惊厥等症状时，应分别给予相应处理；③ 病原治疗：轻症病例首选磺胺嘧啶（SD），疑对磺胺过敏或耐药者应改换其他药物，如青霉素或氯霉素。

2. 休克型流脑的治疗。① 病因治疗：首选青霉素，亦可联合用药加强抗感染；② 抗休克治疗：包括补充血容量（扩容）、纠正酸中毒、应用血管活性药等措施，临床上以紫绀消失、面唇转红、脉搏有力、血压平稳、尿量增多等作为停药指征。

如何给孩子接种疫苗

1. A 群流脑疫苗。婴幼儿在 6～18 个月时接种第 1、第 2 剂，两剂间隔时间不得少于 3 个月；3 岁时接种第 3 剂，与第 2 剂的间隔时间不得少于 1 年；6 岁时接种第 4 剂，与第 3 剂的间隔时间不得少于 3 年。

2. A+C 群流脑疫苗。接种对象为 2 岁以上的人群。已接种过 1 剂 A 群流脑疫苗者，接种 A+C 群流脑疫苗与 A 群流脑疫苗的时间间隔不得少于 3 个月；已接种 2 剂或 2 剂以上 A 群流脑疫苗者，接种 A+C 群流脑疫苗与 A 群流脑疫苗最后 1 剂的时间间隔不得少于 1 年。按以上原则接种 A+C 群流脑疫苗，3 年内避免重复接种。

3. 春季谨防小儿麻疹

答疑专家：朱云霞（杭州市第一人民医院儿科副主任医师）

什么是小儿麻疹

麻疹是一种由麻疹病毒引起的具有高度传染性的急性出疹性呼吸系统传染病，临床上以发热、结合膜炎、流泪畏光、麻疹黏膜斑、全身斑丘疹、疹退后有糠麸样脱屑及棕色色素沉着为其特征。

中医学认为，麻疹是因外感麻疹病毒时邪而引发的出疹性传染病，在临床上以发热、目胞肿赤、泪水汪汪及全身红色斑疹为主要表现。因其疹点隆起，状如麻粒，故名“麻疹”，为儿科四大要症之一。

小儿麻疹的病因是什么

麻疹是由麻疹病毒引起的急性传染病，以春季后期多发，6～8个月以后的婴幼儿为易感儿。

患者是唯一的传染源，在潜伏期末至出疹后 5 天（如并发肺炎，则延至出疹后 10 天）有传染性，主要通过呼吸道飞沫传播，也可通过污染的日用品、衣物等间接传播。患者的结膜、呼吸道分泌物、尿和血液，特别是白细胞内均有此病毒。随着麻疹减毒活疫苗的普遍应用，目前麻疹的发病率已大为降低，但少数地区由于预防工作不够健全，仍有局部流行。

麻疹的临床表现如何

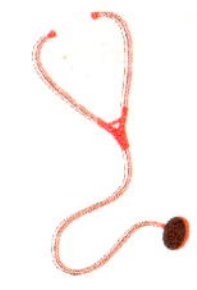

麻疹的病程一般可分为潜伏期、前驱期、极期（发疹期）及恢复期 4 个阶段。

1. 潜伏期。此期约为 9～14 天，临床无明显症状。

2. 前驱期。此期约为 2～4 天，患者有不适、流涕、畏光、结膜充血、流泪、发热等表现。此时皮疹未出现，可被误诊为流感。出疹前口腔黏膜可见麻疹黏膜斑。

3. 极期（发疹期）。麻疹典型的皮疹首先在发际、颈侧部及耳后开始出现，然后向面部、颈部、上肢及上胸部蔓延，再向躯干和下肢蔓延，最后出至掌跖部，且可融合成片。在出疹后 4 天，皮疹开始按照出现的顺序消退。

4. 恢复期。患者的皮肤变为棕色以至脱屑，体温下降至正常。如此时体温不降低，提示可能有并发症。

小儿麻疹如何与其他出疹性疾病鉴别

1. 小儿出疹性传染病。风疹、水痘、猩红热、幼儿急疹等小儿出疹性疾病应与麻疹进行鉴别。根据流行病学史、临床症状、发热与皮疹的关系、皮疹特征及有关检查，不难鉴别。

2. 肠道病毒感染。萨克奇病毒、埃可病毒等肠道病毒引起的感染也可引起皮疹，故应与麻疹进行鉴别。肠道病毒感染多在夏秋季发病，其皮疹形态多样化，可反复出现，疹退后无脱屑及色素沉着，无麻疹黏膜斑。

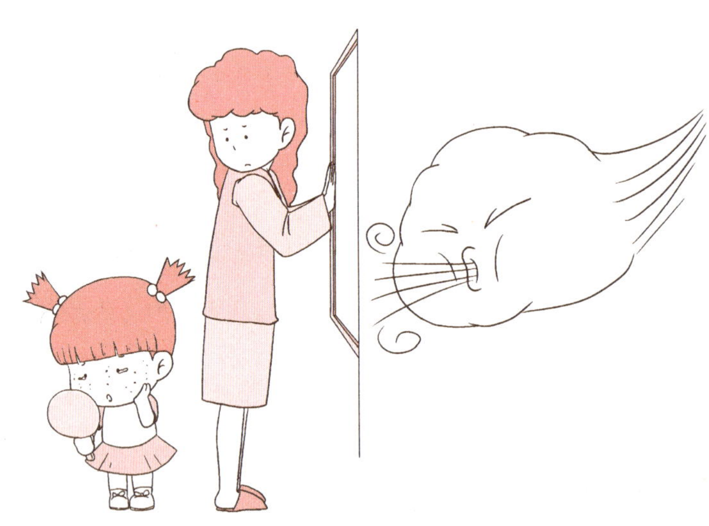

3. 药疹。药疹患儿有用药史，无麻疹前驱期症状，皮疹形态不一，躯干少于四肢，停药后逐渐恢复。

如何治疗小儿麻疹

1. 对症处理。① 高热时以物理降温为主，也可服用小剂量退热剂，切忌退热过猛而引起虚脱，加重病情；② 咳嗽剧烈时给予镇咳祛痰剂；③ 烦躁不安时可用巴比妥类药物；④ 经口入量不足时应给予静脉输液，但应注意输入量及速度，以免增加心脏负担。

2. 并发症的治疗。① 肺炎：如为继发细菌感染所致，应合理选用抗生素。② 喉炎：除合理选用抗生素外，应用糖皮质激素，以减轻声门下水肿。常用泼尼松口服，重者用地塞米松静滴。个别呼吸道严重梗阻者，必要时施行气管切开。

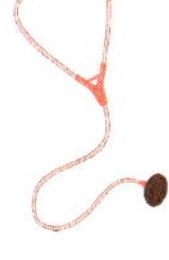

如何进行麻疹的居家护理

如果麻疹患儿没有得到及时治疗，可能会引起呼吸系统、心血管系统、神经系统等方面的并发症，因此，及时护理麻疹患儿是防止出现并发症的重要措施。具体的护理要点包括：

1. 及时接种麻疹疫苗。孩子出生 8 个月时要及时接种麻疹疫苗。

2. 保持适宜的室内环境。麻疹病毒在阳光下或流动空气中20分钟会失去致病力，故居室内应常通风，但要避免患儿被风直接吹到。室内应保持一定的温度和湿度，地面可泼洒一些清水。

3. 适当补充能量。由于患儿高热时能量消耗较大，应鼓励其少食多餐，适当进食一些流质、半流质饮食，多喝开水。

4. 适当退热。体温在39.5℃以上时，可选用对乙酰氨基酚或布洛芬等药物。头部可敷冷湿毛巾，切忌用酒精擦浴、冰袋降温。

4. 宝宝积食巧应对

答疑专家：黄先玫（杭州市第一人民医院儿科主任医师）

冯慧川（卫生部国家健康管理师、培训师）

什么是积食

积食是中医的说法，是指宝宝进食过量，使食物停滞于中焦所引起的肠胃疾病；在西医中，就是我们平常所说的消化不良。小儿积食主要表现为腹部胀满、大便干燥或酸臭、嗳气酸腐、肚腹胀热，长此以往，会造成小儿营养不良，影响生长发育。

如何确定宝宝是因为积食而哭闹呢

宝宝积食有时并不单纯表现在胃口不好上，有时会出现睡不好、哭闹等症状，粗心的妈妈可能会以为宝宝又饿了而继续喂食，反而再一次伤害了宝宝的肠胃。那么，我们究竟要依据什么来判断宝宝是积食，而不是其他问题引起的哭闹呢？

1. 宝宝在睡眠中身子不停地翻动，有时还会咬咬牙，这就是所谓的“食不好，睡不安”。

2. 宝宝最近大开的胃口又缩小了，食欲明显降低。

3. 宝宝常说自己肚子胀、肚子疼。

4. 可以发现宝宝的鼻梁两侧发青，舌苔白且厚，还能闻到宝宝呼出的口气中有酸腐味。

如果你的宝宝有上述症状，那就是积食的表现了。另外，积食还会引起恶心、呕吐、手足发热、皮色发黄、精神委靡等症状。

在日常生活中如何避免宝宝积食

1. 哺乳期的妈妈饮食要注意忌口。处在哺乳期的妈妈，饮食要清淡，避免高脂肪、高蛋白饮食。妈妈饮食无度，宝宝就可能出现奶积。

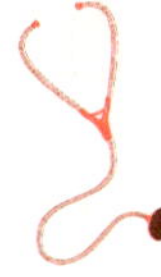

宝宝积食的推拿手法

▲推大肠。大肠穴位于食指端侧边缘至虎口，妈妈可用食指在此处做直线推动按摩。

▲推脾土。脾土穴位于拇指螺纹面，妈妈可用食指在此处推动按摩。

▲揉板门。板门穴位于大鱼际隆起处，妈妈可用食指按揉此处。

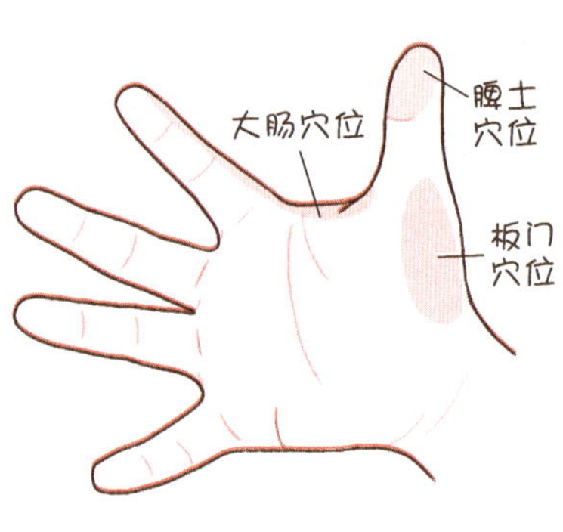

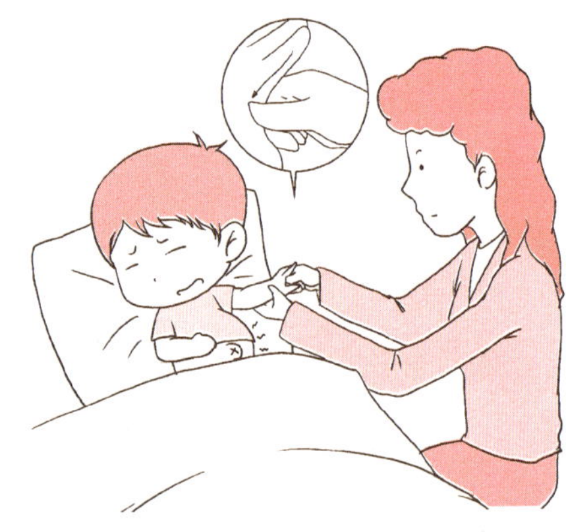

2. 要注意调整宝宝的饮食结构。多让宝宝吃易消化、易吸收的食物，不要一味地给宝宝增加高热量、高脂肪的食物。让宝宝多吃蔬菜、水果，少吃肉，尤其是肥肉。切不可误认为肥肉好消化就给宝宝吃肥肉，因为宝宝稚嫩的肠胃是无法消化肥肉的。另外，要适当增加米面等淀粉类食物的摄入。高蛋白饮食适量即可，以免增加宝宝的肠胃负担。

3. 不要让宝宝晚上吃得太饱。幼儿时期的宝宝白天活动量大，吃东西能消化，但晚上胃肠蠕动慢了，就容易发生积食。因此，晚上吃饭时，别让宝宝吃得太饱。即使喝配方奶，也要多加些水，少放点奶粉，让宝宝只吃七分饱。食物再有营养，也不能吃得太多，否则不但不能有益于身体，还会适得其反，伤害宝宝的身体。

5. 宝宝咳嗽怎么办

答疑专家：郎亚琴（杭州市第一人民医院儿科副主任医师）

张杨卿（杭州市第一人民医院中医科主治中医师）

咳嗽是怎么回事

咳嗽是人体的一种保护性呼吸反射动作。当异物、刺激性气体、呼吸道内的分泌物等刺激呼吸道黏膜里的感受器时，冲动通过传入神经纤维传到延髓咳嗽中枢，就会反射性地引起咳嗽。

宝宝咳嗽是什么原因引起的？该如何处理

引起宝宝咳嗽的原因有很多，这里就给家长们罗列一些常见的原因和处理方法。

上呼吸道感染引发的咳嗽

症状：多为一声声的刺激性咳嗽，好似咽喉瘙痒，无痰；不分白天黑夜，不伴随气喘或急促的呼吸；宝宝有嗜睡，流鼻涕，有时可伴随发热，但体温不超过 38℃；精神差，食欲不振，出汗退热后症状消失，咳嗽仍持续 3～5 日。

止咳：上呼吸道感染时宝宝的鼻腔黏膜已发炎，如再吸入干燥空气将会使鼻腔更为不适，并且还会加重咳嗽。因此，要保持房间内的空气湿润，可以使用加湿器、挂湿毛巾、用水拖地板或在房间里放一盆清水等方法增加房间内的空气湿度。如果宝宝的咳嗽和鼻塞症状持续一周仍未见好转，应该尽快去医院治疗。

支气管炎引发的咳嗽

症状：支气管炎通常在感冒后发生，由细菌、病毒感染所致，表现为咳嗽有痰，有时有剧烈咳嗽，一般在夜间咳嗽次数较多并发出咳喘声。咳嗽最厉害的时间是宝宝入睡后的两个小时，或凌晨6点左右。

止咳：应去医院治疗，服用医生开具的针对性药物。另外，不要让宝宝吃太甜或太咸的食物，否则会加剧夜间的咳嗽。

咽喉炎引发的咳嗽

症状：声音嘶哑，可有脓痰，但咳出的少，多数被咽下。较大的宝宝会诉咽喉疼痛；不会表述的宝宝常表现为烦躁、拒哺，咳嗽时发出"空、空"的声音。

止咳：这种情况下，家长不可自行在家解决，应及时就医，请医生明确诊断后对症治疗。

过敏性咳嗽

症状：剧烈的咳嗽多呈阵发性发作，晨起较为明显，活动或哭闹时咳嗽加重。宝宝遇到冷空气时就会打喷嚏、咳嗽，但痰很少。夜间咳嗽比白天严重。咳嗽时间通常会持续3个月，以花粉季节多发。

止咳：注意平时尽量不要让孩子感冒，咳嗽发作时应到医院向医生咨询。对家族有哮喘史及其他过敏性病史的宝宝，应格外注意，要及早就医诊治，明确诊断，积极治疗，以防止发展成哮喘。

吸入异物引发的呛咳

症状：如果宝宝先前并没有咳嗽、流涕、打喷嚏或发热等感冒症状，突然出现剧烈的呛咳，同时出现呼吸困难、脸色不好，有可能是吸入了异物。特别是一些较小的宝宝，有可能在大人不注意时将某种异物放进了嘴里，很容易使其误入咽喉或气管而引起呛咳。

止咳：吸入异物后，父母要鼓励宝宝咳嗽，千万别用手在其嘴里乱抠，以防异物越抠越深，以致把气道完全堵死。如果没有咳出东西，宝宝反复发生咳嗽或气喘，说明异物已到达下呼吸道，应立即送医院及时取出异物。

宝宝感冒时应该如何处理

1. 如果宝宝感冒时咳嗽有痰，应以化痰止咳为原则，绝不能为了止住咳嗽就服用强力镇咳药，这样只会治标不治本，掩盖病情，使病情恶化。尤其是润肺止咳方面的中成药，过早应用会使痰液更加黏稠，导致病情恶化。

2. 感冒大多数是病毒引起的，如果没有合并感染，抗生素治疗是无效的，所以，不要自作主张地给宝宝随意服用抗生素。滥用抗生素只会浪费药物，同时容易产生耐药或引起过敏。抗生素一定要在医生的指导下服用才是安全的。

3. 如果宝宝有哮喘史，感冒后一定要注意观察其呼吸情况，发现有哮喘发作要及时应用止喘药物。

4. 宝宝感冒后，饮食应该清淡易消化，忌食油腻、甜、咸的食物和饮料。居室内注意空气流通，温度和湿度要适宜，以减少对呼吸道的刺激。

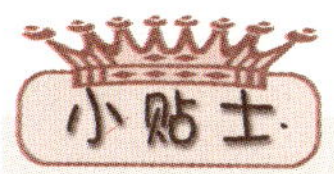

民间止咳偏方

▲ 萝卜蜂蜜饮

用料：白萝卜5片，生姜3片，大枣3枚，蜂蜜30g。

制法：将萝卜、生姜、大枣加水适量煮沸约30分钟，去渣，加蜂蜜，再煮沸即可。

服法：温热服下，每日1～2次。

功效主治：萝卜味辛、甘，性凉，有清热生津、凉血止血、化痰止咳等作用，其醇提取物对革兰阳性细菌有较强的抗菌作用；生姜是散风寒、止呕下气的常用药；大枣多作为和胃养血及调和药物使用；蜂蜜能润燥止咳。因此，本饮可起到散寒宣肺、祛风止咳的作用，常用于治疗伤风咳嗽，以风寒感冒引起的咳嗽为宜。

注意事项：体弱，屡发感冒咳嗽、久治不愈或反复迁延的婴儿可试用，但风热咳嗽、发热痰黄者则不宜选用。

▲ 百合蜜

用料：百合 60g，蜂蜜 30g。

制法：将百合洗净晾干，与蜂蜜拌匀，入锅隔水蒸熟。

服法：可作为点心食用。

功效主治：百合味甘、微苦，性微寒，含淀粉、蛋白质、脂肪、多种生物碱、钙、磷、铁等成分，有润肺止咳、清心安神的作用。药理试验证明，其煎剂对氨水引起的小儿咳嗽有止咳作用，并能对抗组胺引起的哮喘。与蜂蜜同用，可加强其润肺止咳作用。故本品可用于治疗婴儿慢性支气管炎、咽干燥咳，特别是入秋之后的干咳，伴大便秘结者更宜。

注意事项：脾虚便溏的婴儿不宜选用。本品服食方便，以秋冬季选用为宜。

▲ 百合款冬花饮

用料：百合 30～60g，款冬花 10～15g，冰糖适量。

制法：将上料同置沙锅中煮成糖水。

服法：饮水食百合，宜晚饭后或睡前食用。

功效主治：百合润肺止咳；款冬花辛温，有润肺下气、止咳化痰的作用。本品提取液可使支气管略扩张，对组胺引起的支气管痉挛有解痉作用，因此具有止咳祛痰平喘的作用。两药合用有润肺止咳、下气化痰之功效，可治疗婴儿慢性支气管炎、支气管哮喘(缓解期)、秋冬咳嗽、咽喉干痛、久咳不愈。

注意事项：本饮适用于秋冬咳嗽，略见有痰者，对于支气管哮喘或痉挛性支气管炎则药力不及，但可作辅助治疗用。

▲ 荸荠百合羹

用料：荸荠(马蹄)30g，百合 1g，雪梨 1 个，冰糖适量。

制法：将荸荠洗净后去皮捣烂，雪梨洗净后连皮切碎去核，百合洗净，三者混合加水煎煮，再加冰糖煮至熟烂汤稠。

服法：温热食用。

功效主治：荸荠味甘，性微寒，含淀粉、蛋白质、脂肪、钙、磷、铁、维生素 C 和荸荠素等成分，有清热生津、凉血解毒、化痰消积等作用，荸荠素对金黄色葡萄球菌、大肠杆菌及绿脓杆菌有抑制作用；梨能清热生津，润燥化痰；百合能润肺止咳。三者合用则起滋阴润燥、化痰止咳的作用，可治疗痰热咳嗽、咳痰黄稠、咽喉不适，适用于婴儿慢性气管炎痰热症者。

注意事项：脾虚便溏、咳痰清稀者不宜选用。血虚体弱的婴儿忌用。

▲ 川贝蒸梨

用料：雪梨(或鸭梨)1 个，川贝粉 6g，冰糖 20g。

制法：先将梨柄部切下，挖去中间的梨核，倒入川贝粉后用牙签将柄部复原固定，然后将梨放入碗中，加入冰糖和少量水，隔水蒸30分钟。

服法：连梨带汤一起食入。

功效主治：川贝为化痰止咳良药，与雪梨、冰糖并用，则起化痰止咳、润肺养阴的功效，可治疗久咳不愈、痰多、咽干、气短乏力。

注意事项：本品为民间常用验方。婴儿久咳多为慢性支气管炎所致，本方性味平和，适用于久咳体弱的婴儿。复有外感者不宜用。本方以选用地道药材川贝为佳。

▲ 醋饮

用料：白醋适量。

制法：将醋烧沸，放凉后备用。

服法：每次服1小匙，慢慢咽之，日咽数次。

功效主治：醋味酸、甘，性平，有散淤、解毒、消肿的功用，用治咽炎咳嗽，有消除咽痒的功效。适用于因痒而咳，遇风则甚。

注意事项：此法有时可收到意想不到的功效，但对脾虚湿盛、有骨关节病痛者不宜。病愈即止，多食会损齿伤胃。

6. 宝宝的肠道也会过敏

答疑专家：应爱娟(杭州市第一人民医院儿科副主任医师)

什么是小儿肠道过敏

小儿肠道过敏在婴幼儿中比较多见，主要是对食物过敏。食物进入小儿体内，机体会对食物产生一系列的反应，引起生理功能紊乱。小儿肠道过敏有各种各样的症状，如腹痛、呕吐等，还有一些患儿会出现生长迟缓的现象。

为什么婴幼儿容易出现肠道过敏

1. 婴幼儿肠道的屏障功能尚未发育成熟。人的肠道每时每刻都要接触大量细菌、病毒及食物中的各种大分子物质，作为抗原的大分子物质会对人体产生危害。在正常情况下，肠道黏膜屏障可有效阻断有害大分子物质进入机体，但与其他器官、系统一样，肠道黏膜屏障从出生到成人阶段有一个发育成熟的过程。研究证实，年龄越小，小肠的结构越不成熟，肠黏膜的通透性越高，大分子物质就越容易被小肠吸收，从而导致过敏。此外，新生儿胃酸分泌少，2 岁以下的婴幼儿肠道蛋白水解酶的活性未达到成人水平。这些因素都使食物抗原易于通过肠道黏膜进入人体，导致过敏。

2. 婴儿胃肠道局部免疫水平较低。胃肠道产生的免疫球蛋白主要是分泌型免疫球蛋白 A（SIgA），在胃肠道发挥免疫作用。现已证实，SIgA 能通过与肠腔中的抗原形成复合物而抑制抗原的吸收与转运。婴幼儿肠道中 SIgA 含量相对较低，可造成大分子物质转运增加，这也是婴幼儿易发生肠道过敏的原因。

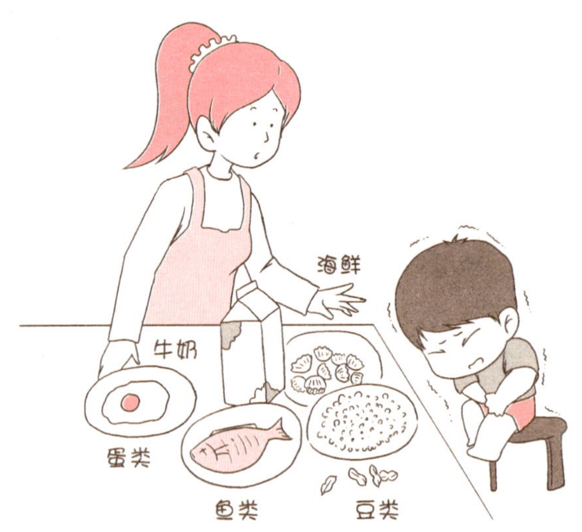

3. 婴幼儿肠道菌群的改变可能导致食物过敏。婴幼儿肠道菌群的组成成分处于动态变化的过程中，随着小儿的生长发育，肠道中双歧杆菌和乳酸杆菌的数量会增加，而大肠杆菌的数量则减少。双歧杆菌、乳酸杆菌是益生菌，可通过免疫排斥、免疫清除、免疫调节而发挥抗感染、抗过敏作用。喂养方式等诸多因素可影响婴幼儿肠道正常菌群的建立和构成，而肠道菌群组成成分及数量的改变可使婴幼儿对通常无害的食物蛋白抗原缺乏耐受而发生过敏反应。

哪些食物容易引起小儿肠道过敏

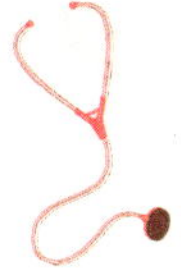

牛奶、鸡蛋、鱼类、贝类、花生、坚果、大豆、小麦等食品易引起小儿肠道过敏。

如果宝宝对某种食物过敏，应如何脱敏

如果确定宝宝对某种食物过敏，首先要饮食回避至少 6 个月；如果是不得不吃的东西，可以尝试一下口服脱敏。口服脱敏的一般方法是：每周吃一次，连吃 2 个月；5 天吃一次，再吃 2 个月；3 天吃一次，再吃 2 个月，让肠胃慢慢地适应。

如果是牛奶和鸡蛋过敏，80%以上的人在 3 岁以后就可以脱敏，但是对海鲜类和坚果类过敏的话，脱敏的机会就比较小，一般来说可能会持续终身。

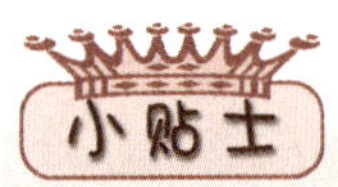

添加辅食应注意的问题

小儿肠道过敏的高发年龄在1岁以内，特别是刚开始添加辅食的4~6个月。为了避免或尽量减少婴儿肠道过敏的发生，在辅食添加过程中应注意以下几点：

▲ 坚持母乳喂养，避免过早添加辅食。在婴儿出生后头4个月，应尽量采用纯母乳喂养；4~6个月后，再添加辅助食品。有过敏家族史的婴儿，尤其要强调头4~6个月的纯母乳喂养，6个月后再开始添加辅食。哺乳期间，母亲也要避免吃容易引起过敏的食物。

▲ 注意辅食品种的选择和添加顺序。第一种给婴儿引入的辅食应是易于消化而又不易引起过敏的食物。米粉可作为试食的首选食物，其次是蔬菜、水果，然后再试食肉、鱼、蛋类。总之，辅食添加的顺序依次为谷物→蔬菜→肉、鱼、蛋类。较易引起过敏反应的食物如蛋清、花生、海产品等，应在1岁以后提供。

▲ 掌握循序渐进的辅食添加原则。给婴儿添加辅食时要掌握“由一种到多种、由少到多、由细到粗、由稀到稠”的原则。每次引入的新食物应为单一食物，从少量开始，以便观察婴儿胃肠道的耐受性和接受能力，及时发现与新引入食物有关的症状，这样可以发现婴儿有无食物过敏，也可以减少一次进食多种食物可能带来的不良后果。

7. 不容忽视的小儿肺炎

答疑专家：**黄先玫**(杭州市第一人民医院儿科主任医师)
徐　芳(杭州市第一人民医院儿科副主任医师)

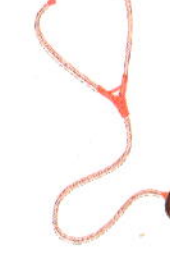

小儿为什么特别容易得肺炎

这主要和小儿的免疫功能状况有关。因为小儿处于生长发育阶段，身体各方面的免疫功能包括体液免疫、细胞免疫，都比成人或者年长儿的水平要低。在我们的呼吸道当中，有一个非常重要的免疫球蛋白，叫 IgA，它主要对黏膜的免疫起重要作用。小儿的 IgA 水平往往比较低，所以 5 岁以下的小儿非常容易患下呼吸道感染；5 岁以上的孩子的 IgA 水平基本上已达到年长儿的标准，这时候患病率就会大大下降。所以说小儿特别容易得肺炎。

肺炎如果没有及时发现和及时治疗，会有什么麻烦呢

肺炎的轻重程度相差非常多。有些轻度肺炎，用一点口服的

抗生素就能解决问题。如果是单纯的病毒感染，甚至不用抗生素，依靠自身免疫功能以及其他的调理，过一段时间也会好起来。如果病症再重一些，还可以在门诊通过输液使它好起来。严重的肺炎就需要住院，特别是重症肺炎，比如 SARS、禽流感、甲流。实际上这些都是非常严重的肺部感染，它们是可以致命的。

肺炎是如何分类的

肺炎的分类方法有很多，如果根据呼吸道的解剖结构来分类，就可以把它分为：大叶性（肺泡性）肺炎、小叶性（支气管性）肺炎、间质性肺炎。虽然都是肺炎，但它们的临床表现和轻重程度是不一样的，医生可以通过一些体格检查或者拍胸片来判断炎症到底播散到哪一个地方。另外，肺炎的另一种分类方法叫病原学分类，就是根据病原体的种类，把它分为细菌性肺炎、

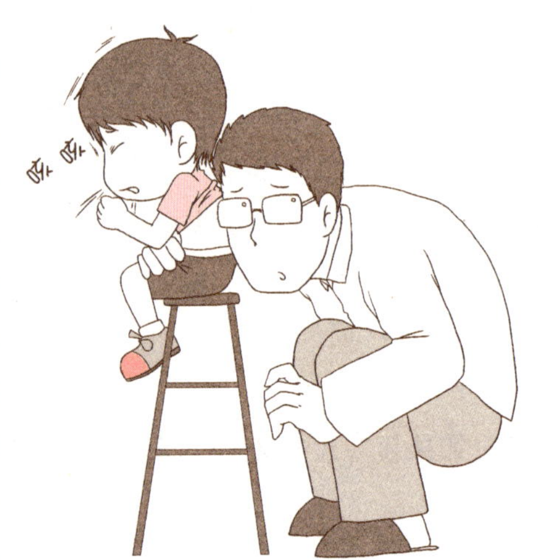

病毒性肺炎、支原体肺炎、衣原体肺炎、真菌性肺炎等。还有一些肺炎属于非感染性肺炎，比如吸入性肺炎（奶汁吸入也可以引起肺炎）等。

肺炎有哪些并发症

普通肺炎可能只表现为发热、咳嗽、气急等；重症肺炎有很多并发症，可以累及全身各个系统。重症肺炎可能会引起心力衰竭、心肌炎，或同时并发；如果病情加重，可能会引起呼吸衰竭，甚至需要呼吸机、机械通气；可以造成胃肠道损伤，引起消化道出血；还可以引起中毒性脑病，有时会导致抽筋昏迷，甚至引起全身凝血功能障碍。这些都是重症肺炎可能引起的并发症。

如何判断孩子患了普通感冒还是肺炎

普通感冒和肺炎不能以咳嗽多久来判断，可以由以下几个方面来区分：

1. 看孩子咳嗽的剧烈程度。普通感冒时咳嗽一般较轻，如果孩子咳嗽剧烈，次数很频繁，应该及时到医院就诊，以排除肺炎。

2. 看孩子的精神状况。普通感冒发热时，孩子吃了退热药后精神状况就会变好。但是如果得了肺炎，吃了退热药后，即使体温正常了，精神情况可能还是很差，总是想睡觉、没力气。

3. 看孩子有没有呼吸困难、气急等情况。普通感冒时孩子不会出现气急，只表现为鼻塞，更不会引起呼吸困难。但是患肺炎时就会发生呼吸困难，主要表现为呼吸加快，呼吸次数特别多，甚至出现“三凹症”，就是吸气的时候锁骨上窝、胸骨上窝、肋骨之间出现凹陷。

4. 听孩子肺部有没有啰音。家长可以用耳朵贴着孩子的胸壁，听听有没有啰音。典型的肺炎还有水泡音，像用吸管在水里吹泡泡的声音。如果出现这种情况，就要考虑孩子可能得了肺炎，要及时到医院治疗。

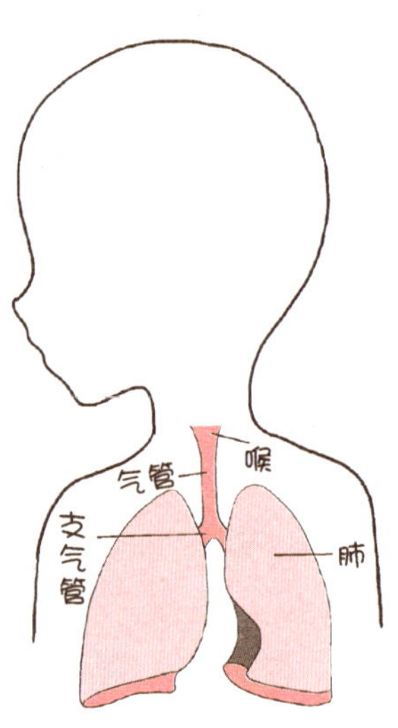

另外，有一种较特殊的情况——听不到啰音，这可能是支原体肺炎。如果孩子高热不退，咳嗽又很剧烈，没有痰，且血常规白细胞不高，就很可能是患了支原体肺炎，这时就需要及时拍胸片确诊。

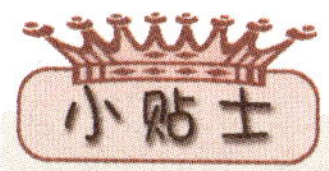

孩子得了肺炎后的饮食原则

▲饮食要清淡，不要用一些高油腻、高营养的食物急于给孩子进补。尤其是肺炎的急性期，建议以清淡、容易消化的饮食为主。

▲有过敏性疾病的孩子要忌食鱼、虾等海鲜类食物，以免并发感染。

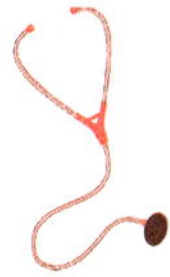

8. 如何判断孩子得了多汗症

答疑专家：**黄先玫**（杭州市第一人民医院儿科主任医师）
张杨卿（杭州市第一人民医院中医科主治中医师）

什么是多汗症

多汗症是一种病理情况。美国纽约对多汗症有以下定义：①发病持续6个月以上；②患者在25周岁以下；③发作呈双侧对称性；④白天汗多，入睡以后没有汗；⑤有家族遗传因素。

产生多汗症的原因有哪些

多汗可分为生理性多汗和病理性多汗。儿童最常见的病理性多汗，就是维生素 D 缺乏性佝偻病。儿童患了维生素 D 缺乏性佝偻病以后，肠道内钙的吸收量降低，从而引起低钙血症。这类患儿往往夜间出汗比较多。

孩子得了多汗症怎么办

多汗的孩子很多，但是患多汗症的孩子并不是很多。如果得

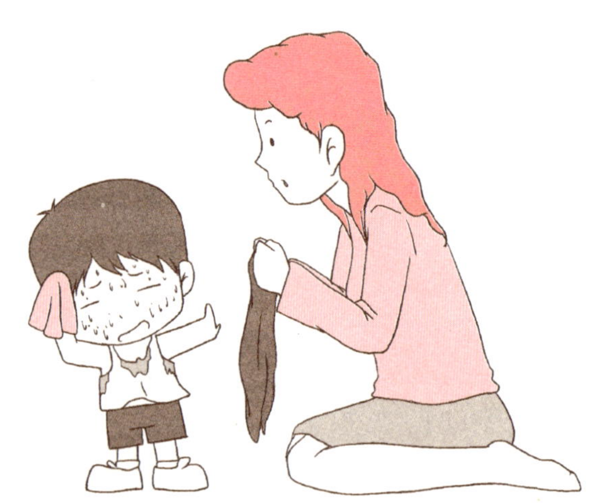

了多汗症，并且已经影响日常生活，需要根据孩子的实际情况进行中医调理，或者吃些抑制交感神经兴奋的药物。

如何护理多汗的孩子

1. 穿戴适时很重要，不要给孩子穿过多的衣服，要根据孩子的体质适当给孩子穿衣。

2. 孩子入睡时汗多，不要给孩子盖过厚的衣被，等孩子安静以后可以再适当添加。

9. 孩子便秘怎么办

答疑专家：郎亚琴（杭州市第一人民医院儿科副主任医师）

张杨卿（杭州市第一人民医院中医科主治中医师）

孩子为什么容易便秘

孩子便秘有很多原因，首先应排除器质性疾病。如果孩子出生的时候就有胎粪延迟排出、黄疸不退等问题，出生以后一直持续有便秘的问题，那就需要考虑孩子是不是存在先天性疾病，比如先天性巨结肠等。在排除疾病的基础上，孩子的便秘大部分是功能性的便秘，也就是说，跟孩子的饮食结构不合理有关。孩子吃得太精细，粗粮吃得太少，就会造成肠蠕动减慢，从而引起便秘。对于一些大孩子，可能跟他们的排便习惯不良有关。

环境的改变也会引起便秘吗

到了新的环境，孩子无法适应，就会导致紧张。而紧张会影响孩子的神经功能，造成肠蠕动减慢，从而影响排便。

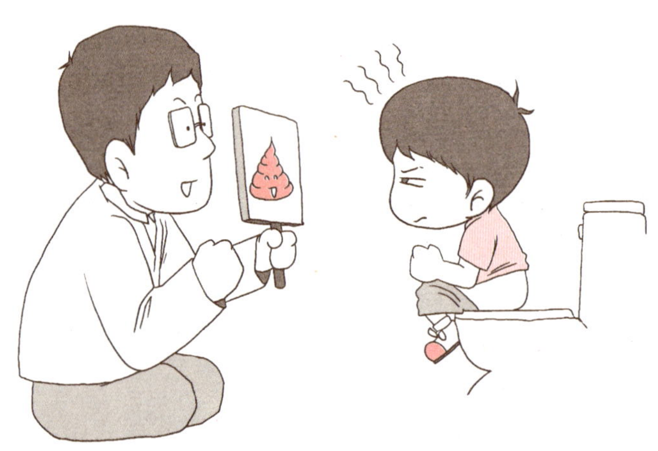

孩子便秘怎么办

如果只是功能性的便秘，家长可以考虑用按摩的方法来解决孩子的便秘问题。在孩子每天睡觉前，家长可以按摩孩子的肚子，在肚脐以下先按顺时针方向按摩 50 下，再逆时针方向按摩 50 下。

如果孩子已经便秘好几天了，可以给孩子吃一些促进肠蠕动的药物。如果还是不行，就只能用开塞露，或者在孩子的肛门里塞一块指甲大小的肥皂，帮助孩子排便。

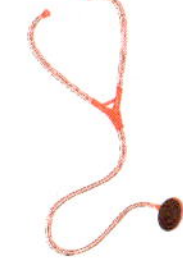

如何帮助孩子顺利排便

1. 饮食均衡。给孩子多吃一些粗粮、蔬菜、水果，以促进孩子的肠蠕动，让孩子排便更顺利。

2. 培养孩子每天定时上厕所的习惯。一天中最佳的排便时间是在早饭后，家长应让孩子养成早饭后定时解大便的习惯，慢慢地，孩子就会产生这种条件反射，这样可以预防便秘。

3. 排便时集中注意力。在排便的时候聊天、看图书等活动会分散孩子的注意力，这些都是不好的排便习惯。爸爸妈妈要训练孩子在排便时集中注意力，以免抑制排便反射。

10. 如何护理哮喘患儿

答疑专家：盛文彬（杭州市第一人民医院儿科主任医师）
何富乐（杭州市第一人民医院中医科副主任中医师）

如何区别小儿哮喘和普通感冒

小儿在受到冷空气或其他诱因的刺激时，首先出现上呼吸道过敏的症状，如眼痒、鼻痒、打喷嚏、流清涕等。由于婴幼儿对痒的表达困难，往往仅表现为揉眼、搓鼻等。进一步可表现为上腭痒、咽痒、干咳和呛咳，这些症状通常在哮喘发作前可持续数小时或数天。

突然发作的喘息为小儿哮喘的主要特征，而喘息症状根据哮喘的严重程度有较大的差异。哮喘发作时，患儿的喉部可能会出现高调的喘鸣声，即便相隔一定距离，不用听诊器也可听到；同时，可有呼吸频度加快，呼气时特别困难，婴幼儿可表现为张口呼吸、鼻翼扇动。许多患儿可伴有咳嗽，病初一般为干咳，发作缓解时可咳出白色黏液样痰，严重发作时可表现为烦躁不安、发绀、面色苍白、出冷汗。

特别需要注意的是有一种顽固性咳嗽，表现为晨起和夜间较重，干咳少痰，久治不愈，这也是一种特殊类型的哮喘，即咳嗽变异性哮喘。如果孩子长期咳嗽难愈，家长一定要警惕孩子是否患有咳嗽变异性哮喘，及时带孩子到呼吸专科门诊就诊，以防贻误诊治。

家中如果有哮喘患儿，如何进行“避、忌、替、移”

由于哮喘是一种多病因的疾病，因此，查出病因并加以防护在哮喘的防治中极为重要。对感冒引起的哮喘，要积极治疗和预防

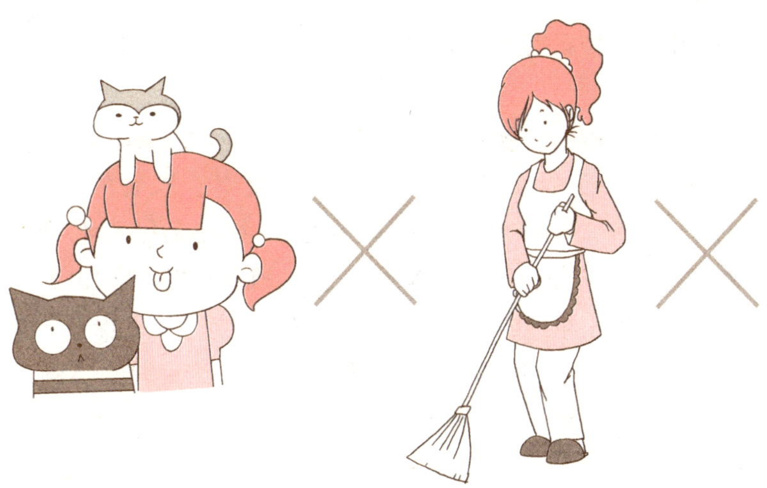

呼吸道感染，避免受凉，寒冷天气出门最好戴口罩。患儿应避免接触油漆、杀虫剂、香味过浓的洗漱用品及化妆品。家中不要摆设毛绒玩具，不喂养猫、狗等宠物。患儿在家时不打扫卫生。患儿的被服宜选用全棉制品，并定期曝晒、清洗。尽量少让患儿吃小食品及冷饮。总之，对可能引起哮喘发作的一切因素都应遵照“避、忌、替、移”的四字方针予以清除。

哮喘患儿在饮食上应注意什么

在诱发哮喘的众多因素中，饮食作为一种特异性过敏原占有较高比例。这种食源性哮喘在成人中并不多见，但在儿童，尤其是婴幼儿中则占较高比例。也就是说，年龄越小，食物过敏导致的哮喘越多见。

易诱发哮喘的食物有牛奶、蛋类、海产品、豆类、某些水果、辣椒以及调味品（如胡椒、八角、茴香），还包括食用色素、香精、啤酒、汽水和冷饮等。因此，在婴幼儿期要减少这些食品的摄入，特别是婴儿期（0～1 岁）要以母乳喂养为主，添加辅食时要坚持“由少到多，由稀到稠，由粗到细，由一种到多种”的原则，以便发现不耐受或可诱发哮喘的食物，及时进行调整，从而避免食源性哮喘的发生。

哮喘患儿的饮食原则

▲食物不宜过咸、过甜、过腻、过于刺激，具体视患儿的过敏情况而定。

▲镁、钙有减少过敏的作用，可多食海带、芝麻、花生、核桃、豆制品、绿叶蔬菜等含镁、钙丰富的食品。

▲补充足够的优质蛋白质，如蛋类、牛奶（过敏者除外）、瘦肉等，以满足支气管炎症的修复及营养的补充。脂肪类食品则不宜进食过多。

▲增加含维生素丰富的食品，如各种水果、蔬菜。因为维生素A可以增强机体的抗病能力，B族维生素和维生素C可促进支气管炎症的吸收。

▲哮喘发作时出汗多，进食少，使患儿失去较多的水分，所以患儿要多饮水。饮水还有利于稀释痰液，使痰易咳出。

▲可多吃一些润肺化痰的食物，如百合、白木耳、柑橘、萝卜、梨、藕、蜂蜜、猕猴桃等。

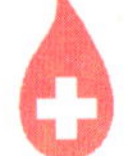

11. 如何对哮喘患儿正确用药

答疑专家：何富乐（杭州市第一人民医院中医科副主任中医师）
盛文彬（杭州市第一人民医院儿科主任医师）

哮喘的症状有哪些

哮喘最典型的症状是喘息伴随哮鸣音，并有咳嗽、呼吸困难。

哮喘是如何引发的

哮喘是支气管的慢性炎症，主要是遗传因素和环境因素共同作用的结果。具有过敏体质的患儿被病原微生物感染，如反复感冒，反复得急性支气管炎、肺炎，就会诱发哮喘急性发作。

家有哮喘患儿，应常备哪些药品

1. 雾化机。一般在医院使用，但是如果孩子的哮喘特别严重，医生建议在家中也备上一个。

2. 万托林。适合于哮喘急性发作时使用。

3. 舒利迭。用于预防哮喘，建议每天使用，并且要长期使用。

4. 峰流速仪。用于日常生活中对哮喘的检测。

哮喘患儿可以运动吗

哮喘和运动存在一些矛盾，适量的运动可以防治哮喘，但是突然的剧烈运动会促发哮喘。哮喘患儿的运动要循序渐进，比较适合的运动项目是游泳。

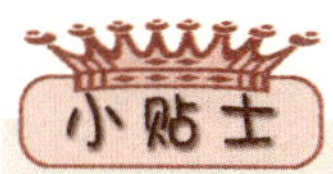

治疗哮喘的食疗小妙招

▲ 山药甘蔗粥。针对哮喘缓解期的脾虚，可取山药 100g，粳米 50g，再加适量甘蔗煮粥食用。

▲ 干姜粥。针对哮喘缓解期的肺虚，将生姜晒干煮粥服用，可以起到温肺的效果。

▲ 核桃杏仁蜜。针对哮喘缓解期的肾虚，可取核桃仁 50g，杏仁 10g，加适量蜂蜜，熬成膏状服用。

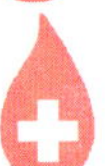

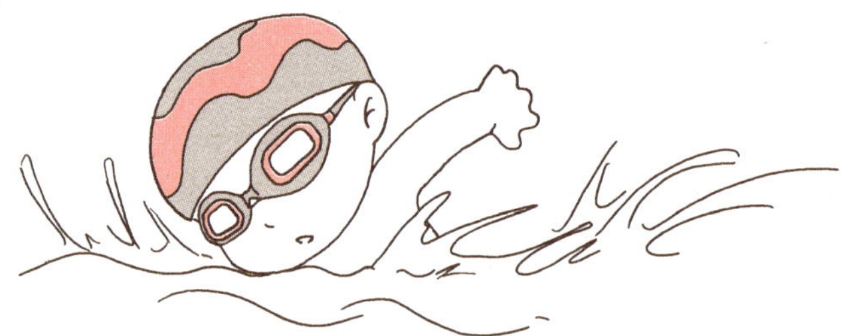

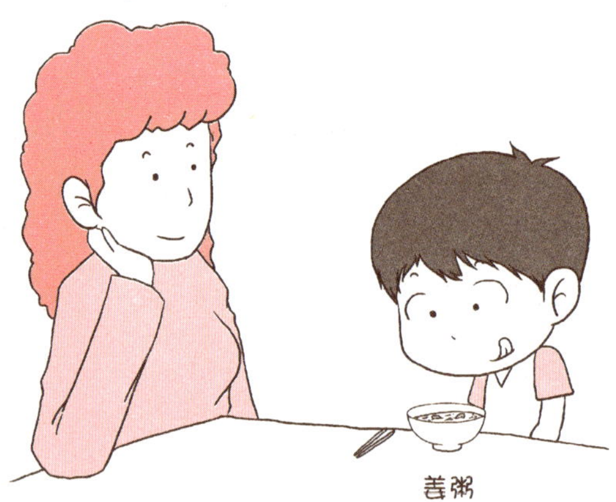
姜粥

12. 警惕小儿肾结石

答疑专家：黄先玫（杭州市第一人民医院儿科主任医师）

小儿肾结石有哪些表现

小儿肾结石的发病率是很低的，一般以 5 岁以上的孩子为多见。孩子得了肾结石，由于表述不清楚，就表现为阵发性的哭闹，而且非常烦躁，家长会觉得孩子哭闹得特别厉害，而且尿少。如果在尿道这个地方有结石的话，会出现排尿滴沥，就是尿尿时像水龙头一样滴水，排不顺畅，滴不干净，或者有排尿突然中断的情况。如果出现上述现象，家长就要考虑孩子是不是得肾结石了。

哪些原因容易导致小儿肾结石

小儿肾结石除了小儿本身的体质原因之外，与吃过多的高蛋白、高脂肪饮食，水喝得少有关。特别是现在有些家长把牛奶当水给小儿喝，其实这是很不正确的。水喝得少会造成草酸钙等代谢产物在肾脏积聚，到一定的时候会引起肾结石。此外，盲目地补钙、补维生素D，使肾小管里积聚了过多的钙，也会形成结石（也就是钙没有真正被吸收，然后变成结晶）。现在有的家长从孩子一出生就一直强调补钙，而无节制地补钙会导致小儿肾结石之类的疾病。

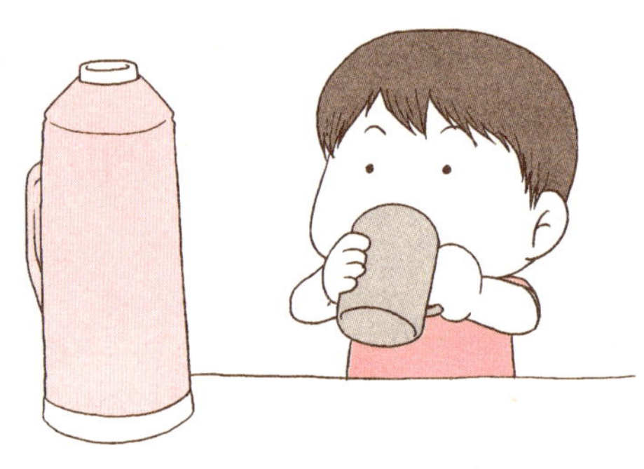

哪些食物容易引起肾结石

坚果类的食品（比如榛子、花生、核桃等）容易引起肾结石，所以不能吃得太多。还有茶，因为茶叶里既有草酸，又有鞣酸，也容易引起肾结石。还有巧克力，特别是一些果仁类的巧克力，小朋友喜欢吃，常常吃起来没完没了，这是非常不安全的。另外，柿子中含有大量鞣酸，也容易形成肾结石。当然，不是说这些东西不能吃，关键是不要吃过量。

男孩子比女孩子更容易得肾结石吗

从医院临床的统计发现，男性患肾结石的比例较女性相对较高，但是在婴幼儿期间，这种性别差异不是很明显。结石的形成跟先天的身体结构、遗传代谢都有关系，而遗传代谢病是跟性染色体相关连的。男孩子往往只有一个 X 染色体，遗传代谢病就很容易表现出来；而女孩子有两个 X 染色体，往往是遗传代谢病的基因携带者，并不一定发病。一般来说，遗传代谢病往往会伴有肾结石，从这点来说，男孩子比女孩子更容易得肾结石。

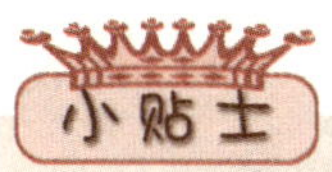

肾结石患者的饮食与饮水

肾结石的形成多与饮食有关，因此，肾结石患者的饮食就显得很关键。发生过尿酸结石的人应少吃动物内脏、鹅肉、沙丁鱼等。在多喝水预防肾脏疾病的同时，尽量不要憋尿，因为多饮多尿有助于细菌、致癌物质和细小结石快速排出体外，减轻肾脏和膀胱受损害的机会。

医学界认为，多饮水对保护肾脏、治疗肾结石有一定的作用。但也不能片面理解，应根据患者的具体情况而定：

▲较小结石患者要多饮水。对于肾结石较小的人(包括由于症状轻,自己尚未发现的人),要提倡多饮水,同时配合药物治疗,以便增加尿量,发挥冲洗尿路的作用,防止结石沉积,促使细小结石随尿排出。饮水量需根据儿童体重计算,而且要分次饮用,不宜集中。

▲较大结石患者不宜多饮水。如结石直径大于1cm,已造成泌尿系统机械性梗阻,或已发生肾积水,或伴有高血压、慢性肾病、严重溃疡及心脏病等,则不宜多饮水,否则会加重梗阻或诱发其他疾病急性发作。

13. 如何防治小儿先天性心脏病

答疑专家:黄先玫(杭州市第一人民医院儿科主任医师)

什么是先天性心脏病

先天性心脏病是指胎儿时期心脏发育障碍所引起的心脏畸形,部分先天性心脏病是早期危及小儿生命的重要疾病。

多数先天性心脏病患儿的生长发育落后于同龄儿童，而且体弱易生病，尤其易患上呼吸道感染及肺炎，患儿的呼吸及心率均比正常儿童快。先天性心脏病有三种情况：第一种情况是患儿口唇、指甲床、口鼻周围经常出现青紫色，这是组织缺氧的表现，临床上称为青紫型心脏病(属右向左分流型)，如法洛四联症、大动脉错位等。第二种情况是在一般情况下无青紫表现，但当患儿哭闹、剧烈活动时或病情晚期就会出现青紫，临床上称为潜在青紫型(属左向右分流型)，如室间隔缺损、房间隔缺损及动脉导管未闭等。第三种情况是在任何情况下均无青紫出现，临床上称为无青紫型(属无分流型)，如主动脉瓣狭窄、肺动脉瓣狭窄、右位心等。

先天性心脏病有遗传性吗

先天性心脏病在正常人群中的发病率大约为 1‰(0.6‰～1.2‰)，这是一个不小的数字。先天性心脏病的发病有一定的遗传性，一般来说，一级亲属中有一个先天性心脏病患者，则其他人患病的几率将上升 3 倍；有两个成员患病，则患病的几率上升为 9%。

除了遗传因素外，还有哪些因素会引起先天性心脏病

1. 孕妇患了糖尿病，如果没有控制好病情，胎儿患先天性心脏

病的危险性为2%。如果早期得到了控制，胎儿的患病率就会下降。

2. 妊娠期使用锂制剂、苯妥英钠、肾上腺皮质激素等药物，均可导致胎儿先天性心脏病的发病率增加。

3. 孕妇如果受到放射线的过量照射，胎儿先天性心脏病的发病率也会增加。

4. 怀孕最初3个月，尤其是怀孕第3～8周，如果遭到病毒感染，如风疹病毒、疱疹病毒，胎儿非常容易产生心脏血管畸形，从而导致先天性心脏病的发生。

5. 近亲婚配可以导致很多遗传疾病，先天性心脏病是其中之一。

6. 父母的不良嗜好与先天性心脏病的发生有关。吸毒肯定会增加先天性心脏病的发生率。如果孕妇的丈夫吸烟，可使胎儿先天性心脏病的发病率增高。如果孕妇吸烟，其所生婴儿患先天性心脏病的可能性是不吸烟孕妇的2倍。酒后受孕也会使胎儿染色体发生异常，患上酒精中毒症，后者大多数会合并心脏或血管的异常。

小儿先天性心脏病有哪些表现

1. 哭声低微，声音嘶哑。

2. 呼吸急促，吃奶无力。

3. 胃口小，生长发育不良。

4. 面色苍白，烦躁不安，多汗，剧烈活动或哭吵后唇周发紫。

5. 抵抗力弱，容易患感冒、支气管炎和肺炎等病，且患病后不易康复。

6. 部分先天性心脏病患儿可出现口唇和甲床青紫。

对于不同程度的先天性心脏病，应如何处理

先天性心脏病能否自愈，与其类型、部位、缺损大小等有关。一般情况下，小的室间隔缺损有可能自行闭合。缺损越小，闭合率越高，且5岁以内闭合率较高，5岁以上闭合率较低。缺损大者应尽早在婴幼儿时期做手术，以避免出现肺动脉高压或心衰。小于5mm的缺损由于左向右分流量小，对患儿的生长发育不会造成太大影响，亦有可能在婴幼儿发育时期自行愈合，因而不一定需要手术治疗，但必须加强观察，定期检查。如果大于6岁时室间隔缺损仍未闭合，则应考虑治疗，因为患儿容易继发感染甚至心内膜炎，可危及生命。

家长应如何护理先天性心脏病患儿

1. 避免感冒。在先天性心脏病患儿中，有70%～80%的心脏畸形是室间隔缺损、房间隔缺损和动脉导管未闭。这些孩子的肺

部充血，平时很容易得感冒或者肺炎，特别是在冬季，更容易得呼吸道感染，并造成心脏功能恶化。为此，家长平时要让孩子多到室外晒晒太阳，呼吸呼吸新鲜空气；尽量不去人多拥挤的公共场所，以免发生传染性疾病；孩子住的房间要经常开窗，换换新鲜空气，避免感冒和呼吸道感染。

2. 加强营养。有相当多的先天性心脏病患儿胃口小，人长得比较瘦，家长往往很着急，千方百计地让孩子多吃，或者让孩子吃些开胃的药。这是一种错误的认识。实际上，孩子的胃口小，很大程度上是因心脏病引起的。绝大部分孩子在心脏病治好后胃口会

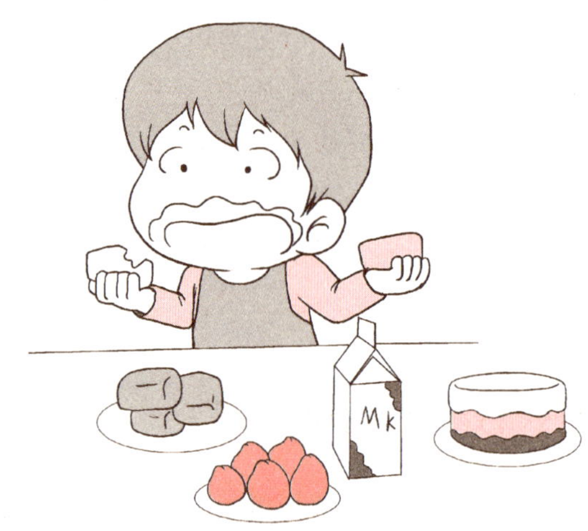

增加，体重也会增加，生长情况就会改善。在心脏手术或介入治疗以前，孩子光靠吃开胃药或多吃一些食物，效果不会很好。正确的做法是：应该选择营养丰富的食品喂养孩子，比如蛋、鸡肉、鱼、牛奶、瘦猪肉、新鲜蔬菜等。如营养状况欠佳，应早一些进行手术或介入治疗。

对吃奶的婴儿，现在也有特殊配方的高热量奶，如早产儿奶粉可以使孩子在不增加奶量的情况下得到更多的营养，但需要在医生的指导下使用。

患儿如有吸吮乏力或呼吸困难时，要耐心喂奶，并做到少量多餐，避免呛奶。如乳汁停留在气管内，可引起呼吸道通气障碍而加剧呼吸困难，还易发生气管炎或肺炎，甚至导致窒息死亡。

3. 培养健康心理。家长对先天性心脏病患儿除了在饮食与活动方面给予悉心照顾外，还要在心理上给予足够的重视。既不能因为孩子得了心脏病而对其过分溺爱，养成孩子任性、以自我为中心的个性，也不能因为孩子有心脏病而降低要求，使孩子产生自卑和胆怯心理。

根据目前的医疗水平，先天性心脏病患儿总的生存率已明显提高，尤其是在发达地区，80％～90％的患儿在治疗后能够长大并有较好的生活质量。所以，在生活上给予特殊照顾，在心理上与健康儿童一样教育，这对先天性心脏病患儿的成长是非常重要的。

14. 小儿湿疹怎么办

答疑专家：张杨卿（杭州市第一人民医院中医科主治中医师）
钟剑波（杭州市第一人民医院皮肤科主治医师）

什么是小儿湿疹

小儿湿疹是一种变态反应性皮肤病，又称为过敏性皮肤病。引起小儿湿疹的主要原因是孩子对食入物、吸入物或接触物不耐受或过敏所致。患有湿疹的孩子起初表现为皮肤发红，出现皮疹，继之发生皮肤粗糙、脱屑，抚摸孩子的皮肤如同触摸在砂纸上一样。遇热、遇湿都可使湿疹显著加剧。

引起小儿湿疹的原因有哪些

1. 遗传因素。湿疹与遗传有很大的关系。如果父母双方中的一方曾患过敏性疾病或得过湿疹，那么宝宝得湿疹的可能性就会增大。

2. 过敏性食物。鸡蛋、鱼、虾、蟹、巧克力、果糖等食物都可能引起过敏，去除宝宝湿疹的关键在于明确引起过敏的物质。

3. 环境因素。环境因素也可能造成湿疹，如羊毛织品、人造纤维衣物、花粉、螨虫、空气干燥等等，都可能引发小儿湿疹。就连精神因素也会影响湿疹，如精神紧张会使湿疹加重。

如何护理湿疹患儿

1. 保持皮肤清洁干爽。给宝宝洗澡的时候，宜用温水和不含碱性的沐浴剂来清洁宝宝的身体。宝宝患有湿疹时，要特别注意清洗皮肤的皱褶处。洗澡时，必须将沐浴剂冲净；洗完后，要抹干宝宝身上的水分，再涂上非油性的润肤膏，以免妨碍皮肤的正常呼吸。宝宝的头部亦要注意清洁，如果头皮上的疮痂已变硬，则可先在患处涂上橄榄油，待痂皮脱落后无渗出时再可清洁。

2. 避免受外界刺激。家长要经常留意宝宝周围的温度及湿度变化。对于患有湿疹的宝宝，尤其要避免将其皮肤暴露在冷风或强烈的日光下。夏天，宝宝运动流汗后，应仔细为他抹干汗水；天冷干燥时，应替宝宝搽上防过敏的非油性润肤霜。除了注意天气变化外，家长不要让宝宝穿羊毛、丝、尼龙等制作的衣服，以免刺激皮肤。

3. 修短指甲。家长要经常修短宝宝的指甲，以减少抓伤的机会。

4. 忌口。尽量寻找并注意让宝宝避免接触可疑的致敏食物，但在没有明显证据时，最好不要随便禁食某类食品。不提倡为了避免过敏而使宝宝得不到应有的营养。

5. 由于湿疹怕热，所以不要给宝宝捂得过于严实，以免湿疹加重。

6. 给宝宝洗脸时不要使用含香料或碱性的肥皂，用清水即可。除了适用于婴儿的擦脸油外，不要用任何化妆品。

7. 治疗效果好的药膏大多含有激素，这类药物使用过多会被皮肤吸收而带来副作用，长期使用还会引起局部皮肤色素沉着或轻度萎缩，在停药后湿疹往往会复发。如果湿疹化脓感染或伴有发热时，应及时去医院诊治，不宜长期大面积涂抹含激素的药膏。

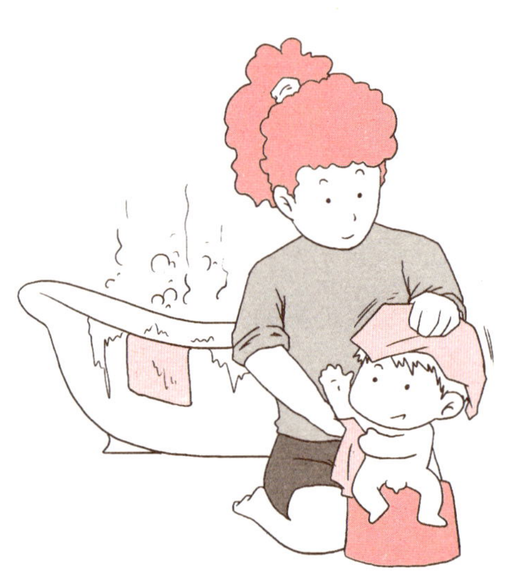

8. 如果宝宝是全身性湿疹，还需服用一些脱敏药物，但必须在医生指导下使用。

9. 给宝宝添加辅食，尤其是添加动物蛋白食物时需多加小心，如添加后湿疹加重应暂时停止。

10. 避免过量喂食，防止消化不良。

15. 如何预防小儿秋季腹泻

答疑专家：陈明明（浙江省立同德医院儿科主任医师）

什么是秋季腹泻

秋季腹泻又称为轮状病毒性肠炎，因多发于秋季而得名。

每年的9～12月份是小儿腹泻的高发季节，多数由轮状病毒感染所致，因其多发生在秋冬季，故通常称为秋季腹泻。本病呈散发或小流行，经粪-口传播，也可通过气溶胶形式经呼吸道感染而致病。本病多发生于6～24个月的婴幼儿，4岁以上的小儿少见。起病急，潜伏期为1～3天，常伴有发热和上呼吸道感染症状，无明显中毒症状。

小儿秋季腹泻的症状有哪些

病初可有呕吐，常先于腹泻发生。大便次数多、量多、水分多，呈黄色水样或蛋花样便，带少量黏液，无腥臭味。本病为自限性疾病，自然病程约3～8天。引起秋季腹泻的主要祸首是轮状病毒。目前尚无针对轮状病毒的特效药。

为什么小儿容易患秋季腹泻

小儿胃肠功能较弱，胃肠道抵抗力差，易感染轮状病毒。

秋季腹泻的病因是什么

1. 消化系统发育不成熟。婴幼儿消化系统发育不成熟，酶的活性较差，但营养需要相对较高，胃肠道负担重，如果喂养不当，如过多地加喂淀粉类、脂肪类食物，或者一次进食过多等，都可引起消化功能紊乱，导致腹泻。

2. 免疫功能不成熟。婴幼儿时期，神经系统、内分泌系统、循环系统以及肝、肾功能均未发育成熟，调节功能较差，免疫功能也不够成熟，当病原体随受污染的食物进入体内后，易造成腹泻。

3. 轮状病毒感染。婴儿秋季腹泻主要由轮状病毒感染引起(致病微生物可随污染的食物或水进入小儿的消化道),这种情况多发生于人工喂养儿,喂养时所用的器皿或食物如不经过消毒或消毒不佳,即有感染的可能。病毒也可通过呼吸道感染,这种情况多发生在 8～12 月,以 10～11 月为发病高峰。

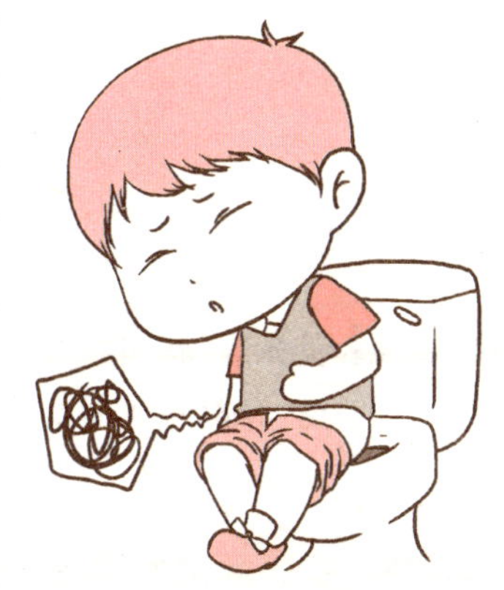

4. 温差大。秋季气温变化大,忽冷忽热,容易引起感冒、腹部受凉,也可导致腹泻。

如何护理秋季腹泻患儿

仔细观察,及时化验,随时注意观察患儿的神志、精神状态、面容、四肢温度、脉搏等变化,注意有无脱水现象及脱水是否改善或加重。观察患儿的大小便次数、量及性状,并做好记录,最好隔一两天化验一次新鲜大便,这样会为疾病治疗提供可靠的依据。另外,少带患儿到人口密集的公共场所,发热时给予及时降温,注意患儿的腹部保暖。

16. 秋冬季谨防小儿急性肾炎

答疑专家：黄先玫（杭州市第一人民医院儿科主任医师）
　　　　　冯　梅（杭州市第一人民医院儿科副主任医师）

小儿急性肾炎的高发期是什么季节

每到秋冬季节，急性肾炎患儿便多了起来。究其原因，是因为夏季天气炎热，小儿容易患脓包疮、扁桃体炎、咽炎、猩红热等由链球菌感染引起的疾病，一到秋冬季，机体对链球菌的毒素发生变态反应，从而引起小儿急性肾炎。此外，秋冬季节昼夜温差大，容易引起小儿扁桃体炎和其他链球菌感染，从而引起小儿急性肾炎。

小儿急性肾炎有哪些表现

小儿急性肾炎时，主要有水肿、血尿（肉眼血尿时尿色可呈洗肉水样，如烟灰色、棕红色或鲜红色等）、高血压及程度不等的肾功能受损症状。

感冒发热也会引起急性肾炎吗

由于链球菌感染引起的感冒发热，如果没有及时治疗，或者没有彻底治愈，很可能会患上由链球菌感染引起的急性肾炎。

急性肾炎患儿的饮食应注意什么

1. 戒盐。急性肾炎起病之初要戒盐，因为此时肾脏泌尿能力减弱，吃下去的盐若不能正常排出，就会积在体内，同时还会连带产生水潴留。

2. 戒蛋白质。急性肾炎起病之初多有肾功能减退，而蛋白质的代谢废物又必须由肾排出，故不宜让孩子吃过多的含蛋白质食物，包括肉类、蛋类和含植物蛋白较高的豆类等。但无须长期戒蛋白，只要肾功能好转，临床上出现利尿消肿、血尿素氮恢复正常时，即可采用正常饮食。

急性肾炎患儿可以正常上学吗

急性肾炎患儿在患病期间一定要注意休息，特别是急性期，更要注意卧床休息，以减少并发症的发生。待水肿消退、血压正常、血尿消失后才可以适当地活动。

急性肾炎患儿如果病情稳定，尿检正常，血尿或蛋白尿消失，水肿消退后，就可以上学了，但是要避免剧烈运动，注意休息。待病情恢复后再增加活动量。

17. 秋季谨防痢疾来袭

答疑专家：王　弋（杭州市第一人民医院急诊科副主任医师）

什么是痢疾

痢疾是感染痢疾杆菌引起的以腹痛、腹泻、里急后重、大便下脓血为主要表现的疾病。痢疾杆菌属志贺菌属，包括痢疾志贺菌、福氏志贺菌、鲍氏志贺菌、宋内志贺菌 4 个群，我国以福氏志贺菌与宋内志贺菌引起感染者最多见。

痢疾有哪些临床表现

痢疾的临床表现主要有腹痛、腹泻、里急后重、排脓血便，可伴全身中毒症状。婴儿对感染的反应不强，起病较缓，大便最初多呈消化不良样稀便，病程易迁延。3 岁以上患儿起病急，以发热、腹泻、腹痛为主要症状，可发生惊厥、呕吐。痢疾志贺菌或福氏志贺菌感染者病情较重，易出现中毒型痢疾，多见于 3～7 岁儿童。人工喂养儿体质较弱，易出现并发症。

痢疾应与哪些疾病相鉴别

1. 致病性大肠杆菌性肠炎。多发于 2 岁以下儿童，5～8 个月的婴儿发病率较高。粪便有腥臭味，呈较为稀薄的蛋花汤样，可有黏液。大便次数较多，容易引起脱水、酸中毒。

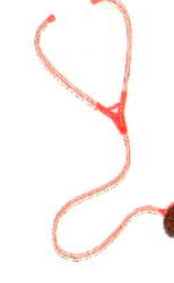

2. 沙门菌肠炎。常常为家庭成员一起发作或食用过某种食物的人员集体发作。呕吐多见，里急后重较为少见。大便中黏液多于脓液，常呈绿色胶冻状。

3. 病毒性腹泻。多见于 2 岁以内的儿童。起病急，伴有上呼吸道感染症状，大便呈水样或蛋花汤样，可有少量黏液，无腥臭味。

怎样预防痢疾

细菌性痢疾是小儿常见的肠道传染病，得病的途径是粪-口传播，就是吃了带有痢疾杆菌的粪便污染的食物或饮料而引起的。因此，为了预防细菌性痢疾的发生，必须注意饮食卫生，不吃变质、腐烂、隔夜的食物，冰箱中的熟食和生食不能存放过久，熟食取出后应再次加热后食用。生吃的食品及水果要清洗干净，最好用开水洗烫后再吃。

特别要注意的是，冷饮在细菌性痢疾的传播中起着重要作用。夏季不让孩子吃冷饮是不可能的，关键是要注意购买品质优良的产品，不要喝小摊上的饮料。在马路上吃冰棍和冰淇淋是极不卫生的，特别是风大时，落在冰棍上的尘灰常带有病菌。

苍蝇是传播痢疾的媒介，因为苍蝇喜栖息在脏物上，脚上沾有成千上万的病菌，容易将病菌带到食物、餐具、物体上，当孩子吃了

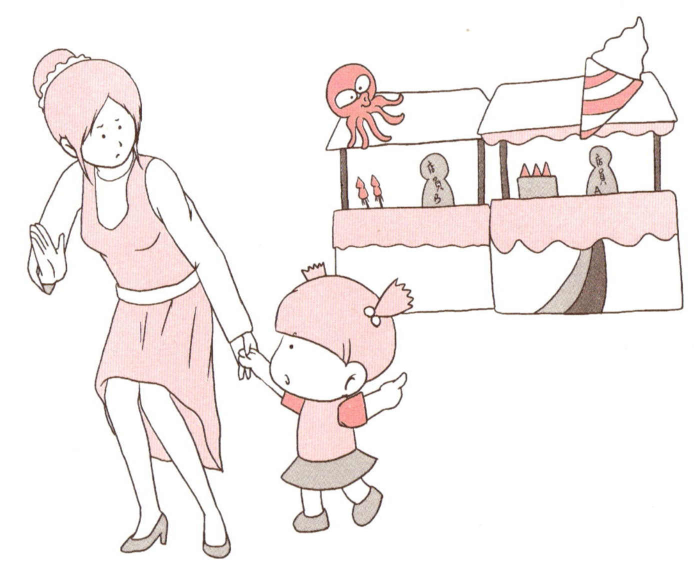

这些食品，或手接触了被苍蝇污染的物体，都可以感染上痢疾。在预防肠道传染病方面，手的清洁卫生更应该重视，因为用手将病菌带入口内是孩子得痢疾的主要途径。因此，饭前便后要彻底清洗双手，改掉吃手指等不良习惯。

有些孩子得痢疾是由家里人传染的。有时大人得了痢疾，症状比较轻，仅有腹泻，没有注意大便的性状，未能及早发现，往往会成为家庭的传染源。

18. 冬春季节谨防脑膜炎

答疑专家：刘占利（杭州市第一人民医院儿科副主任医师）

什么是脑膜炎

在了解脑膜炎之前，我们首先应了解什么是脑膜。脑膜是由脑表面的三层膜组成的，最外面的一层叫硬脑膜，中间的一层叫蛛网膜，紧贴人脑表面的一层叫软脑膜。脑膜炎就是各种病因所导致的软脑膜和蛛网膜的炎症。引起脑膜炎症的原因非常多，最常见的是由病毒引起的，80％的脑膜炎是由肠道病毒感染引起的。

脑膜炎的症状有哪些

脑膜炎至少可出现以下三个方面的症状：

1. 急性脑功能障碍所致的感染中毒症状。一般情况下孩子有发热的症状，精神状态反应比较差，可出现烦躁、嗜睡，严重的还会出现昏迷症状。

2. 颅内高压的症状。有头痛、呕吐的表现，这种呕吐一般为喷射性呕吐，不受意识控制。

3. 脑膜刺激症状。到医院给孩子查体时，2 岁以上的孩子反射比较完善，结果会比较明显，可能会出现脑膜刺激征阳性，就是颈强直，克氏征和布氏征阳性。

在脑膜炎的诊断方面，确诊还是靠腰椎穿刺，通过脑脊液的分析来判断孩子是不是患了脑膜炎。

脑膜炎有哪些并发症

不同类型的脑膜炎所出现的并发症是不一样的。比如硬脑膜下积液一般是化脓性脑膜炎常见的一个并发症。如果在治疗过程中，经过有效抗生素的治疗，48 小时后孩子的体温还是不退，或者退了之后又复升的话，就要考虑孩子是不是并发了硬脑膜下积液。

在这种情况下，肯定要经过腰椎穿刺，把积液抽出来检验。另外，脑室管膜炎常并发化脓性脑膜炎，这时对患儿的危害比较大，严重的可以导致死亡。但是现在随着家长对疾病意识的提高和医疗技术的发展，脑膜炎的并发症主要是脑功能障碍方面的问题，比如单侧肢体的瘫痪，即偏瘫。因为肢体的神经支配是左右对称、交叉支配的，所以如果是右侧肢体瘫，那损伤部位应该在大脑左侧。此外，还可能会出现一些斜视、智力低下、耳聋等并发症。

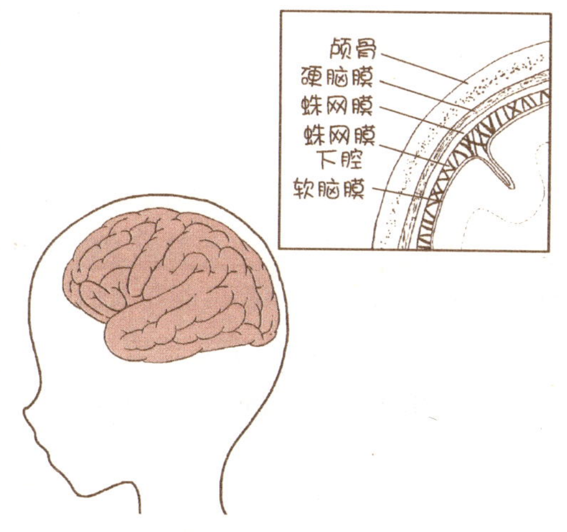

在脑膜炎的康复期，应该如何进行家庭护理

假如孩子出现了肢体运动功能障碍，应该及早对孩子进行按摩治疗。要对孩子有耐心，因为每个孩子的康复时间都不相同。康复期要根据具体情况来定，要给孩子进行周期性的康复锻炼。

如何预防脑膜炎

在冬春季节流行性脑脊髓膜炎的高发时期，要尽量避免到人多拥挤的地方，空气不好的地方也要尽量少去，因为脑膜炎是通过呼吸道飞沫传播的。另外，在饮食方面要清淡一点，同时要加强体育锻炼。因为各种细菌都可能在人们的呼吸道里寄存，一旦人体抵抗力下降的时候，它们就可能成为条件致病菌，从而引起感染。所以，加强锻炼、增强抵抗力是非常关键的。

19. 冬季谨防口角炎

答疑专家：钟剑波（杭州市第一人民医院皮肤科主治医师）

什么是口角炎

口角炎俗称“烂嘴角”，表现为口角潮红、起疱、皲裂、糜烂、结痂、脱屑等。患者张口易出血，连吃饭、说话都受影响。口角炎的诱发因素是干冷的气候，它可使口唇、口角周围的皮肤黏膜干裂，从而使致病菌乘虚而入造成感染，引起口角炎。当儿童发生口角炎时，他们通常会习惯性地用舌头去舔，这更容易使口角干裂。如果在日常饮食中摄取的维生素减少，造成体内 B 族维生素缺乏，还会导致 B 族维生素缺乏性口角炎。

口角炎是哪些原因引起的

一般的父母如果看到孩子得了口角炎，都会认为孩子是上火了。那么，口角炎真的是上火引起的吗？现代医学认为，口角炎的病因有以下几种：

1. 机械因素。因为牙齿的生长位置不合适，导致上嘴唇压叠于下嘴唇，口角发生皱褶，使得嘴角黏膜经常处于浸渍中。

2. 营养缺乏。维生素 B_2 缺乏，运动量过强使体力消耗过多，身体衰弱，营养不良，铁、蛋白质供给不足以及多种维生素（如烟酸、维生素 B_6 等）缺乏，均可导致口角炎的发生。

3. 感染。多见于儿童，病原菌多为低毒性的化脓球菌或白色念珠菌。

4. 其他。流涎病浸润口角，咬指、咬笔杆等坏习惯也可引起口角炎。

口角炎会传染吗

如果是由于细菌感染造成的口角炎，就会引起一定范围的传

染，因此在托儿所、幼儿园等集体场所，儿童用具如毛巾、茶杯、食具等均应严格消毒后使用，不可忽视。在家里也一样，儿童最好使用自己固定的茶杯及毛巾等。

如何预防口角炎

1. 首先要注意营养的均衡。做到平衡膳食，不偏食，不挑食，多吃富含B族维生素的食物，如动物肝脏、瘦肉、禽蛋、牛奶、豆制品、胡萝卜、新鲜绿叶蔬菜等。因为B族维生素很容易溶解于水，做饭时要注意防止其流失，如米不要过度淘洗，蔬菜要先洗后切，切后尽快下锅，炒菜时可加点醋。

2. 保持口唇清洁卫生，进食后注意洁净口唇。口唇发干时，不妨涂少许甘油、润唇膏、金霉素眼膏等滋润唇周皮肤，防止干裂发生，但是不可用护手霜、眼霜等代替润唇膏。另外，注意千万不要用舌头去舔嘴角，如果用舌头去舔，唾液中的钠、氯、淀粉酶、溶菌酶等在嘴角处残留，形成一种高渗环境，会导致局部越发干燥，从而发生口角糜烂。

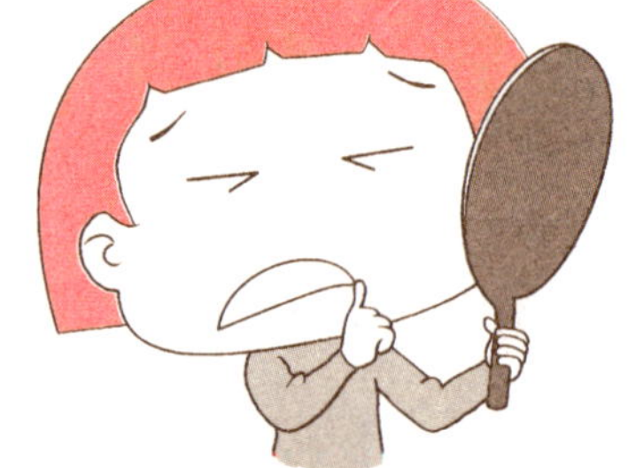

3. 如果孩子已经发生了口角炎，家长千万不要给孩子过大

的压力和过于频繁的叮嘱，以免造成孩子强迫性地去舔嘴唇，使得病情恶化。

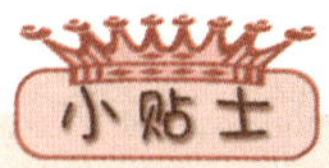

维生素 B_2 小常识

维生素 B_2 是水溶性维生素，容易消化和吸收，被排出的量随体内的需要以及蛋白质的流失程度而有所增减。因为它不会蓄积在体内，所以时常要以食物或营养补品来补充。不常吃瘦肉和奶制品的人应当增加维生素 B_2 的摄入。

因患溃疡或糖尿病而长期进行饮食控制的人较易产生维生素 B_2 缺乏的现象。

20. 孩子发热怎么办

答疑专家：冯亚男（杭州市第一人民医院儿科主任医师）

郎亚琴（杭州市第一人民医院儿科副主任医师）

为什么孩子发热时容易发生抽筋

一般在高热39℃以上时，孩子容易发生抽筋，临床上称为高热惊厥。高热惊厥是儿科的一种常见病。根据统计，3%～4%的儿童至少发生过一次高热惊厥。这是因为小儿的大脑发育尚不完善，对刺激的分析鉴别能力差，较弱的刺激就可使大脑运动神经元异常放电，引起惊厥。

高热惊厥会留下神经系统后遗症吗

发生过高热惊厥的孩子大部分预后是良好的，一般6岁以后不会再发作，也不会留下神经系统后遗症。不过，高热惊厥在第一次发作之后，大约有1/3的孩子会复发，尤其是1岁以内，有家族史的更易复发。大约有2%～7%患儿可能会转变为癫痫。据统计，年龄越小(尤其是6个月内发作的)、发作次数越多、惊厥持续时间越长，发生癫痫的机会也就越大。

孩子发生高热惊厥时，父母应该采取哪些紧急措施

1. 要镇定，保持安静，禁止给孩子一切不必要的刺激。

2. 保持呼吸道通畅。将孩子放平，头偏向一侧，及时清理其口腔内的分泌物、呕吐物，以免吸入气管，引起窒息或吸入性肺炎。

3. 惊厥严重发生紫绀时，应立即给予吸氧，以减少缺氧性脑损伤。

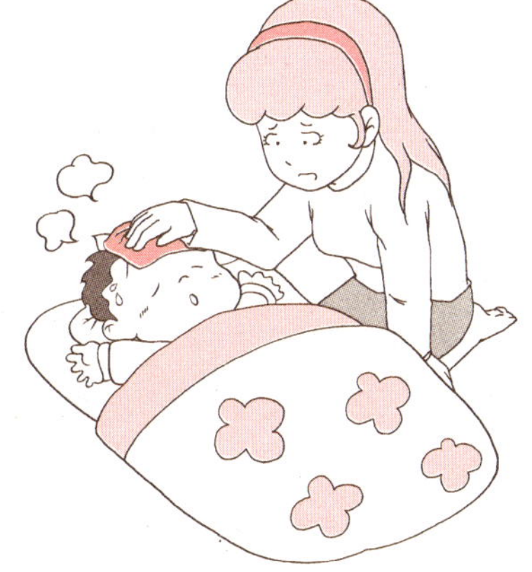

4. 无抗惊厥药时，可按压人中、合谷等穴位，注意不要太用力，避免损伤皮肤，给孩子带来不必要的痛苦。

5. 及时送医院诊治。

孩子发热要不要吃退热药

孩子发热要记住一个原则：38.5℃以上才吃退热药，短期低热则不需要吃退热药。低热通常指体温在38.5℃以下的发热。孩子发热在38.5℃以下时可以采用物理降温，将75%的酒精和温开水以1∶1的比例稀释，用来擦拭孩子的额头、颈部、腋窝及大腿根部。需要注意的是，千万别擦孩子的前胸。

还有一点需要注意，那就是不要让孩子吃成人的退热药。孩子发热了，家里没有儿童专用的退热药，一些家长就会将成人的退热药减半给孩子吃，这种做法不可取。

因此，孩子发热还是应该到医院进行全面检查，在医生的指导下对症下药。

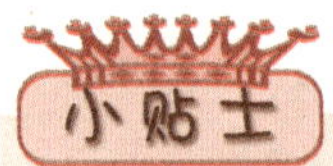

孩子发热时不要急着退热

发热只是一种症状，不是病因，急着退热反而会使医生对病因的判断出现困难，因为发热时的热型对病因的判断是有参考作用的。另外，适当的发热能提高孩子的抗病能力。因此，不要一发热就急着给孩子退热。

21. 儿童也有睡眠障碍吗

答疑专家：郎亚琴（杭州市第一人民医院儿科副主任医师）

什么是儿童睡眠障碍

儿童睡眠障碍是指儿童在睡眠过程中出现的异常心理行为表

现，它可以由精神心理因素引起，也可以由环境因素干扰产生的功能失调引起，还可以由呼吸、神经等各系统的疾病引起。儿童睡眠障碍会直接影响患儿的睡眠结构、睡眠质量及睡眠后的复原程度。

为什么儿童也会出现睡眠障碍

在婴儿期，睡眠障碍主要是很难建立稳定的睡眠规律，表现为入睡和持续睡眠困难，这种症状可持续到幼儿期甚至儿童后期。

在幼儿期和儿童期，则多发生睡眠不安、夜惊、梦魇和梦行症等。一些研究表明，夜惊可能是遗传因素、环境因素和孩子的认知发育相互作用的中间过程，而梦魇和梦行症多与中枢神经系统发育不成熟有关。

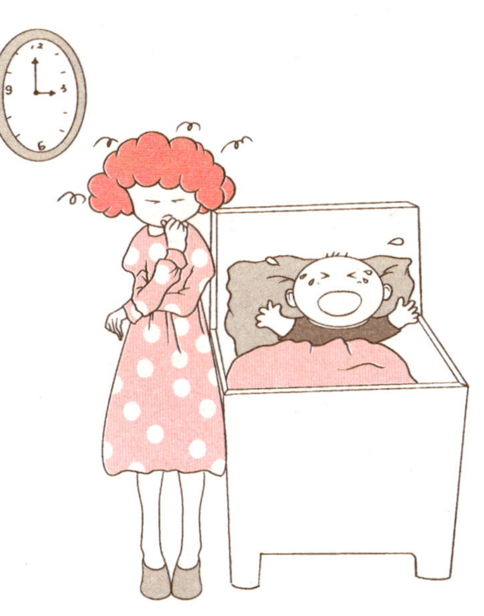

4～9 岁的儿童易发生睡眠时频繁打鼾、磨牙症和梦魇，其原因

多与咽部淋巴组织处于生理性生长高峰，气道变窄易感染有关；也可能与牙齿发育恒牙替代乳牙的萌动以及这个时期中枢神经系统发育不成熟有关。梦魇的主要原因是心理因素，睡前听紧张兴奋的故事、看恐怖惊险的电影等，入睡后就容易发生梦魇。

儿童睡眠障碍有哪些不良影响

儿童处于生长发育旺盛的阶段，而生长激素在睡眠状态时分泌量最大，所以，睡眠质量不好势必影响儿童的生长发育。

另外，孩子睡觉时打鼾、呼吸困难，家长要警惕扁桃体肥大、腺样体肥大等疾病。

怎样培养孩子良好的睡眠习惯

1. 制定一个有规律的睡眠和休息计划，并且坚持执行。

2. 为孩子提供良好的睡眠环境，温度适宜、光线微弱、被褥厚度适中、环境舒适宁静对睡眠都很重要。另外，不要频繁地变换孩子的睡眠环境。

3. 在孩子睡眠过程中不要过度关注，有时孩子翻身、轻微哭吵只是从深睡眠到浅睡眠的过程，不需要给予肢体或语言上的安慰，额外的关注反而会干扰孩子再次从浅睡眠进入深睡眠。

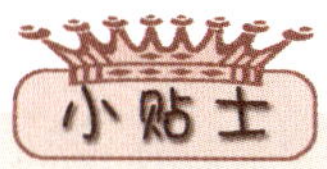

睡眠小常识

▲ 孩子嗜睡也属于睡眠障碍。嗜睡是一种以睡眠过多及白天不可抗拒的睡眠为特征的睡眠障碍性疾病,易造成孩子注意力不集中、学习成绩下降、学习困难,影响认知功能。

▲ 孩子不爱睡午觉并不是睡眠障碍。睡午觉其实只是一种习惯,如果孩子能睡午觉固然好,有利于补充下午的精力。但是如果孩子不爱睡午觉,也不要强迫,应顺其自然,只要不影响他人休息就好。

22. 孩子得了多动症怎么办

答疑专家: 郎亚琴(杭州市第一人民医院儿科副主任医师)
徐　芳(杭州市第一人民医院儿科副主任医师)

如何判断孩子是好动还是多动症

临床上诊断多动症,一般要在孩子 6 岁以后。6 岁之前的孩子出现调皮捣蛋或者难以管教的行为，都需要继续观察和等待，因为3～5岁的孩子大多都会出现调皮捣蛋、上课坐不住，或者和同学打闹等情况。如果到了6岁上学以后，上述现象依然存在，那么就有可能患了多动症。

如何诊断多动症

多动症有很多表现，除了多动之外，还包括注意力不集中、言语过多、冲动行为等。多动症患儿常有不同程度的学习困难，多表现为没礼貌、易发怒，甚至少数孩子还有说谎、逃学、偷窃、打架、骂人等行为，但智力一般正常。目前多动症的诊断标准受主观的影响较多，需要经过培训且有经验的医生来诊断。按照美国的《精神障碍诊断和统计手册(第4版)》，多动症有18项诊断依据，其中9项与注意力不集中有关，另外9项与多动、冲动行为有关。多动症患儿除了多动之外，还有一种重要的表现形式，就是注意力不集中。通常通过医生和孩子一对一的交流、一系列的检查以及家长、老师对孩子的行为评价，可以判断孩子有没有多动症。

6岁以后才能诊断多动症，这样会耽误治疗吗

治疗多动症的药物属于控制药物而不是治愈药物，一旦停药，

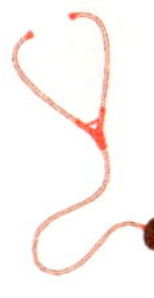

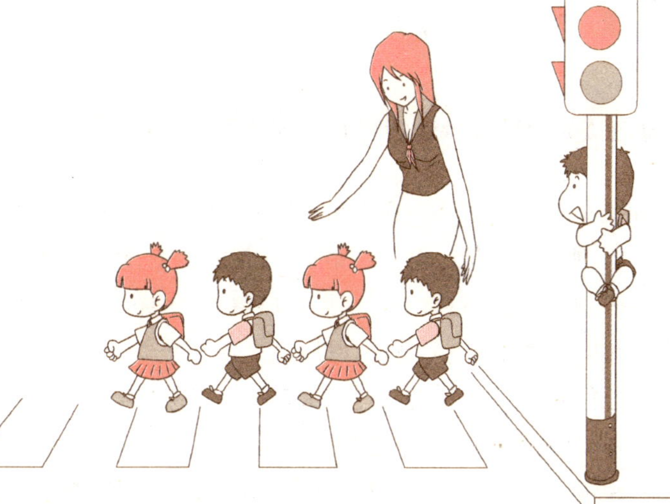

还是会出现多动症的症状。孩子在6岁以前，因为没有什么学习任务，对他的影响不会太大，一般情况下不需要用药。但对于非常冲动、容易闯祸的孩子，在4岁或4岁以后，可以考虑用药物治疗。

孩子为什么会得多动症

目前对多动症的病因不是非常清楚，可能与以下因素有关：① 和遗传基因有关；② 和孩子体内的微量元素有关。目前很多相关检查表明，血铅含量增加可能和注意力不集中有相关性，但其他微量元素跟多动症没有太大的关系。

父母应该如何照顾多动症患儿和配合医生治疗呢

和正常孩子相比，多动症患儿大脑中某些特定部位的神经递质浓度不够，所以导致他注意力不集中、自控能力差、多动。多动症是一种疾病，患儿并没有意识到，也无法控制自己的行为，更不会想到后果。在事后他可能会后悔，但以后还是会继续这样做。在多动症的治疗过程中，父母的作用是非常重要的。首先要对这个疾病有全面的了解，对受到疾病困扰的孩子要多一分理解，对孩子要有更大的耐心和恒心。其次要保持积极良好的心态，学会控制自己的情绪，打骂孩子只会加重他的症状，给孩子带来更大的心理压力。

多动症的表现

▲ 多动症的三种表现类型：① 注意力不集中；② 多动和冲动；③ 混合型，即既有注意力不集中，又有多动和冲动，男生大多表现为多动和冲动，女生大多表现为注意力不集中，这种表现类型是比较容易忽视的。

▲ 多动症的表现：① 上课坐不住，小动作特别多；② 对新的环境毫无陌生感，有肆无忌惮的感觉；③ 不合群，和其他小朋友玩不到一块儿；④ 无法遵守任何游戏规则，表现为我行我素。

23. 孩子得了弱视怎么办

答疑专家：王　聪（杭州市第一人民医院眼科副主任医师）

如何区分弱视和近视

弱视和近视是两种不同的眼睛疾病，它们所表现出来的症状也是不同的。

弱视是指眼球没有器质性病变，但是矫正视力达不到正常，也就是说，弱视的人即使戴着眼镜，视力也没有办法达到正常。近视是指眼睛没有器质性病变，但是矫正视力基本上能接近正常。

弱视有哪些分类方法

弱视的分类方法有很多种。从程度上分，可分为轻度、中度和重度。从一些致病原因上分，可分为：① 斜视性弱视，就是有点偏斜，不是正眼看东西。② 屈光参差性弱视，也就是说，两只眼的度数差别在250度以上，这时患者就会拿正常眼来看事物，而弱视的这个眼为了避免干扰正常眼，就会一直处于抑制状态，慢慢的它就不发育了。另外，还有形觉剥夺性弱视、先天性弱视等。

引起弱视的原因是什么

弱视的原因非常复杂，就目前来说，先天性的、遗传性的和后天因素引起的都很多。比如有一种形觉剥夺性弱视，患儿生下来就有上睑下垂，眼皮抬不起来，那么它就剥夺了患儿视觉或者光觉的刺激，导致其视功能不发育。

弱视的危害有哪些

弱视最大的危害是视力不正常，而且戴上眼镜也不能矫正。弱视患者往往缺乏立体视觉，人一旦没有立体视觉，驾驶员首先做不了，即开不了车；测绘等一些精细作业，没有立体视觉的人也都干不了。如果你遮住一只眼睛，只用一只眼睛，前面放一根筷子，拿一个手指来指它的时候，是指不准的；或者你捂住一只眼睛，往放在桌上的杯子里倒水，就会把水倒在杯子外面，这都是因为没有了立体视觉。

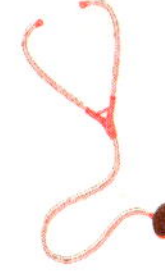

如何发现孩子的视力异常

一般经过家长的认教，孩子在 3 岁左右基本上就可以认视力表了。给孩子进行检查的时候，一定要遮住一只眼，检查另一只眼，不要让孩子两只眼同时看，分别检查单眼的视力是否能达到 0.8、1.0。如果孩子年龄太小，无法认知视力表，还可以通过孩子表现出来的症状，如低眼、歪头，甚至贴得很近看东西来判断。另外，对年龄较小的孩子可以遮住他的一只

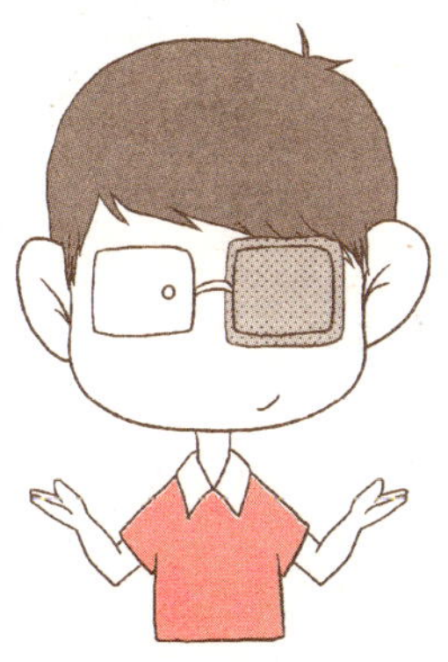

眼，让他只用一只眼来抓东西或者认东西。如果他很安静，那就说明这只用来看的眼是正常的；如果他开始烦躁哭闹，说明这只眼的视力是有问题的。在确保检查时孩子只用一只眼看事物的情况下，细心的家长还是能够发现一些问题的。

如何判断孩子是否得了弱视

弱视一般出生后才会慢慢地发现，由于患儿的视觉刺激不够，引起视觉器官发育不完善。在很小的时候，如果家长留心的话，会发现患儿两只眼的视力都低下，或者有斜视，或者瞳孔中间有发白，这些都会影响孩子视功能的发育。如果孩子出现看东西的时候眯眼睛、歪头，或者看东西贴得很近等现象，家长就要留心了。因为这些临床表现容易和近视混淆，所以一定要及时上医院矫正视力，做一些视常诱发电位，看看孩子的眼球有没有异常，以确诊孩子是弱视还是近视。

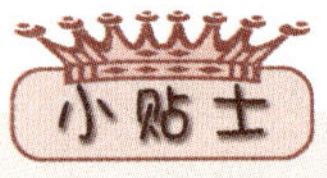

用遮盖法治疗弱视

在弱视的治疗中有一种方法叫做遮盖法，这是最常用的，也是目前国内外专家公认的一种有效办法。此法是用三层黑布作眼罩包盖健眼，以抑制优势眼，强迫弱视眼锻炼。根据患者的年龄、视力、注视性质决定遮盖时间的长短，年龄越小，遮盖时间越短。治疗弱视期间要由医生定期检查，一般来说，每周遮盖健眼的时间不能够达到7天，至少要给它1～2天开放的时间，让健眼的视觉同样得到发育。

24. 孩子得了中耳炎怎么办

答疑专家：贾月芝（杭州市第一人民医院耳鼻咽喉科副主任医师）

什么是中耳炎

中耳炎就是指外耳和内耳之间的区域出现的炎症。中耳炎多是感冒引起的，由咽鼓管途径感染最多见。咽鼓管的一边通往鼻咽部，另一边通往中耳，即鼓室。医生第一步先检查耳道，外耳道如果有东西，先取干净；第二步就是看鼓膜，如果鼓膜是红色的充血状态，就表示有炎症。

为什么儿童比成人更容易得中耳炎

儿童的咽鼓管有短、平、粗三个特点。短就是比成人短一点，咽鼓管短就会使细菌更容易进去；平就是咽鼓管的角度比较平，角度平也容易让细菌进去，而且如果中耳有积液，也不容易流出来；粗就是咽鼓管内径大，细菌更方便、更容易进去。所以，小孩比成人更容易得急性中耳炎。

慢性中耳炎有哪几种

慢性中耳炎有两种：一种是慢性化脓性中耳炎。一些患急性化脓性中耳炎的孩子，尤其是农村的孩子，没有及时治疗，病程一

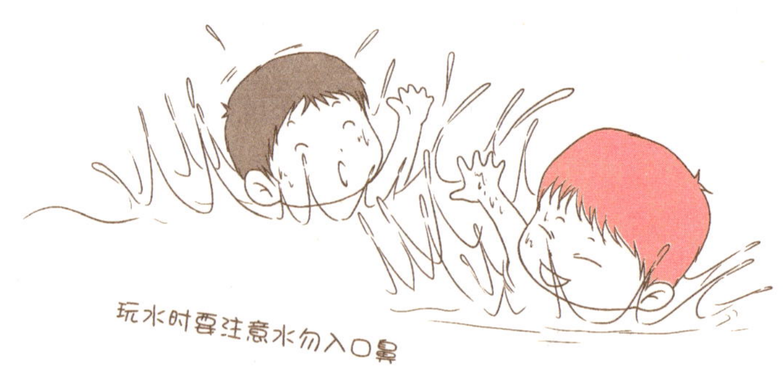

直延续到 8 周，即 2 个月以上，即发展为慢性化脓性中耳炎。有些孩子在患急性中耳炎的时候会有鼓膜穿孔，就会影响听力。还有一种是分泌性中耳炎。所谓分泌性中耳炎，就是有液体存留在中耳里面。有些孩子表现为平时上课注意力不集中，或者将电视机音量调得很高，父母叫他也没有反应，实际上是他的听力已经下降了。这也是慢性中耳炎的一种表现，家长很容易忽略。

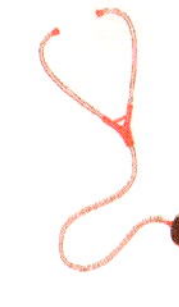

中耳炎的症状有哪些

慢性中耳炎最常见的症状是耳内闷胀感或堵塞感，伴有听力减退及耳鸣，常发生于感冒后，或在不知不觉中发生。有时头位变动可感觉听力改善，有自听增强。部分患者有轻度耳痛。急性中耳炎一般都有耳朵疼痛，而小儿得急性中耳炎的最多，但是很小的孩子对耳痛没法表达，所以就表现为哭闹，尤其是几个月大的婴儿。如果婴儿在没有饥饿感、没有出现大小便等问题时总是哭闹，就要检查他的耳朵有没有问题。

擤鼻涕也可导致中耳炎吗

咽鼓管的咽口位于鼻咽部，即鼻子的后方，当人们擤鼻涕不当时，细菌、病毒、鼻涕就会从这里倒流上去，影响到中耳，引起中耳炎。因此，应提倡正确的擤鼻方法：用手指按住一侧鼻孔，稍用力向外擤出对侧鼻孔的鼻涕，再用同法擤另一侧。

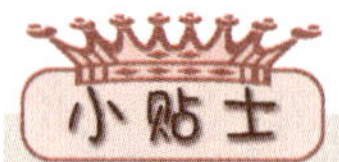

诱发中耳炎的几种情况

感冒和中耳炎就像是一对双胞胎，所以在秋冬季或者季节交替时要注意预防感冒，这样就会大大降低中耳炎的发病率。在感冒症状消除后，即使没有耳朵疼痛的感觉，仍然要到医院复查炎症是否消除。如果急性中耳炎没有及时治愈，就会演变成慢性中耳炎，造成听力减退。

以下情况也会引发中耳炎：

▲ 游泳时将水呛入鼻中，水就会通过鼻咽部进入中耳而引发中耳炎。因此，游泳时应避免呛水。

▲ 如果婴儿仰卧位吃奶，由于其咽鼓管比较平直，且管腔较短、内径较宽，奶汁可经咽鼓管流入中耳而引发中耳炎。因此，母亲给孩子喂奶时应取坐位，把婴儿抱起呈斜位，使其头部竖直吸吮奶汁。

▲ 吸烟（包括吸二手烟）也会引起中耳炎。吸烟可引起全身性的动脉硬化，尤其是香烟中的尼古丁进入血液后可使小血管痉挛、血黏度增加，使内耳供应血液的微动脉发生硬化，造成内耳供

血不足，严重影响听力。因此，家庭中的婴幼儿及中耳炎患者应尽量避免二手烟环境。

▲ 长时间用耳机听大分贝的摇滚类音乐，也容易对耳朵造成组织性损伤，引起慢性中耳炎，严重时可有听力下降以及其他一些并发症状。

25. 孩子矮小也是病

答疑专家：黄先玫（杭州市第一人民医院儿科主任医师）
徐　芳（杭州市第一人民医院儿科副主任医师）

什么是小儿矮小症

孩子在每个年龄阶段都有正常的身高范围，如果孩子比正常的身高范围小两个标准差以下，就称为矮小症。

引起矮小症的原因有哪些

引起矮小症的原因有很多种。首先是遗传因素，家庭的遗传

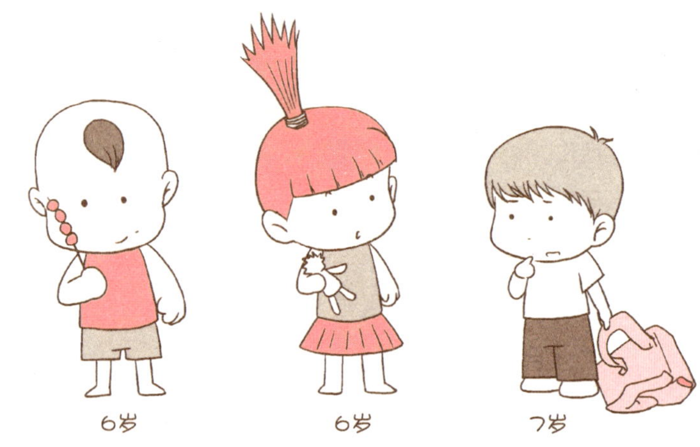

因素决定孩子身高的50%～70%。除了遗传因素外，内分泌疾病也会导致孩子矮小，比如临床上比较常见的生长激素缺乏症、甲状腺功能减退症等。其他原因还有慢性营养不良或者染色体疾病等。另外，性早熟也会导致孩子矮小。如果家长发现自己的孩子比同年龄孩子矮小，一定要及时到医院检查原因。

什么年龄段适合治疗矮小症

医生建议，在孩子3周岁以后，如果发现他患了矮小症，应该及时进行治疗，因为越早治疗，越不会耽误孩子将来的生长发育。

万一要打生长激素针，也是年龄越小，打针费用越便宜，治疗效果越好。等孩子骨骺闭合以后，就没有办法治疗了。

预测孩子身高的公式

男孩的身高=(爸爸的身高+妈妈的身高)/2+6.5cm

女孩的身高=(爸爸的身高+妈妈的身高)/2−6.5cm

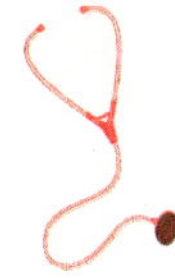

26. 别小视孩子的缺铁性贫血

答疑专家：郎亚琴（杭州市第一人民医院儿科副主任医师）

朱云霞（杭州市第一人民医院儿科副主任医师）

什么是缺铁性贫血

缺铁性贫血是小儿的常见病，主要发生于6个月～3岁的婴幼儿。缺铁性贫血具有小细胞低色素性、血清铁和运铁蛋白饱和度降低、铁剂治疗效果良好等特点。新中国成立以来，各种营养缺乏症已明显减少，但缺铁性贫血仍是常见的威胁小儿健康的营养缺乏症。因此，缺铁性贫血是儿童保健工作中亟待解决的问题。

引起缺铁性贫血的原因有哪些

1. 先天储铁不足。胎儿从母体中获得的铁以妊娠最后3个月为最多，故早产、双胎或多胎、胎儿失血和孕母严重缺铁等均可使胎儿储铁减少，导致其出生后发生缺铁性贫血。

2. 铁的摄入不足。这是导致小儿缺铁性贫血最主要的原因。人乳、牛乳和谷物中的含铁量非常低，因此如不及时给婴幼儿添加含铁较多的辅食，就容易引起缺铁性贫血。

3. 小儿对铁的需求量大。婴儿生长发育较快，5个月和1岁时的体重分别是其出生时的2倍和3倍。随着婴儿体重的增加，其血容量和血液中的血红蛋白需要量也大大增加，机体就需要更多的铁。有关资料显示，婴幼儿每增加1kg体重，就需要增加铁质35～45mg。此时如果不及时给婴幼儿添加含铁丰富的食物，就易导致缺铁性贫血的发生。

4. 铁的吸收障碍。食物搭配不合理可影响小儿对铁的吸收。若小儿经常腹泻，不仅会影响铁的吸收，还会增加铁的排泄。

5. 铁流失过多。肠息肉、梅克尔憩室（小肠的一种先天性畸形）、钩虫病、膈疝等疾病也可导致小儿慢性失血，引起铁流失过

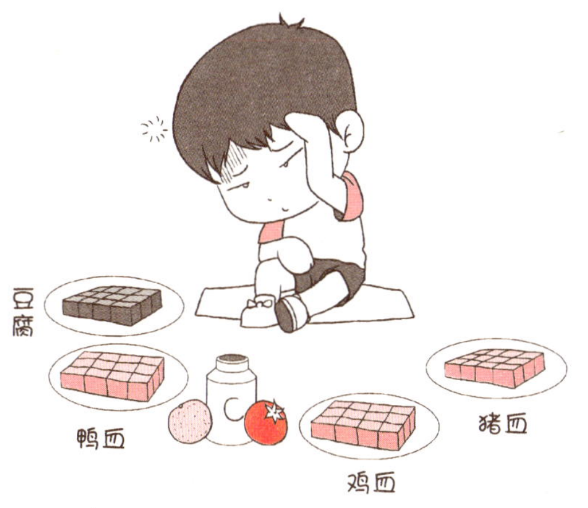

多，从而发生缺铁性贫血。另外，用不加热的鲜牛奶喂养婴儿，也可导致婴儿对牛奶过敏而发生肠出血，引起铁的流失。

缺铁性贫血有哪些症状

缺铁性贫血的症状多为食欲差、营养不良、头发枯黄、反甲、发育迟缓、易疲劳、皮肤黏膜苍白等。

小儿贫血应选择哪些食物

1. 动物肝脏。动物肝脏含有丰富的铁质，如每 100g 猪肝含铁 25mg，且易被人体吸收。为便于小儿食用，可将各种动物肝制成肝泥、肝羹，加入调料蒸熟后喂食。

2. 鸡蛋黄。每 100g 鸡蛋黄含铁 7mg，虽然吸收率仅有 3%，但鸡蛋黄的脂肪易消化并含有丰富的维生素。

3. 动物血。猪血、鸡血中的铁利用率为 12%，因此可将动物血制成血豆腐食用。

4. 豆腐及豆制品。各种豆腐及其制品也含有铁，可制成各种柔软的菜肴食用。

5. 芝麻酱。每 100g 芝麻酱含铁 58mg，因此可将芝麻酱制成各种婴儿主食，或放入粥中食用。

6. 蔬菜水果。可将各种蔬菜、水果制成菜泥、果泥，或切碎煮软食用。

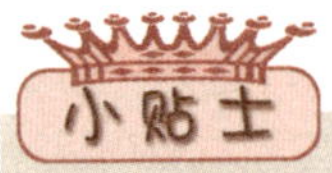

补铁小窍门

最好在两餐之间给孩子服用铁剂，以利于铁的吸收。但是，铁剂应避免与牛奶、钙片同时服用，也不要用茶喂服，以免影响铁的吸收。铁剂的用量应遵医嘱，若用量过大，会出现中毒现象。

在补充铁的同时要注意补充维生素 C，因为维生素 C 可以帮助铁剂的吸收。也可以吃点橘子、番茄等含维生素 C 比较丰富的水果。

27. 对孩子感冒的几个误区

答疑专家：王利民（杭州市第一人民医院呼吸科副主任医师）

如何正确擤鼻涕

感冒的时候总是会鼻涕连连，大部分人为了能把鼻涕擤干净，总是很用力地擤鼻涕。很多时候，流鼻涕的孩子喜欢用鼻子一吸，就把鼻涕吸进鼻孔里去了，可是不一会儿，鼻涕又流出来了，就像两条小虫一样在嘴唇上晃动。

鼻涕中含有大量的病毒和细菌，如果用鼻子向里吸或者把两侧鼻孔都捏住用力擤鼻涕，就会使鼻涕流向鼻后孔，到达咽鼓管或进入鼻旁窦，从而引发中耳炎或鼻窦炎。如果被吸入肺中，是非常有害的。另外，如果鼻涕向后吸，会咽入胃中，从而刺激胃黏膜，影响消化功能，孩子会出现恶心、呕吐等症状。

所以当孩子流鼻涕时，家长应该教其正确的擤鼻涕方法。

最正确的擤鼻涕方法，就是像要打喷嚏一样，先深吸一口气，再由鼻腔出气，手指完全不要去捏鼻子。这是最安全的方式，既不会

造成鼻黏膜的损伤，又不会诱发鼻窦炎，更不会引起中耳炎。

另外，也可以考虑使用下面的方法（但切记不可用力，原则上让别人听不到擤鼻涕的声音，而且最重要的是耳朵不能有塞住的感觉）：先吸一口气，再用一只手指轻压一侧鼻孔，用力向外出气，对侧鼻孔的鼻涕便会擤出来；再用同样的方法擤另外一侧。

如果孩子的鼻子不通气，鼻涕不易擤出时，可以滴低浓度的麻黄碱滴鼻液，也可以到医院耳鼻喉科让医生用负压吸引器把鼻涕吸出来。

多吃维生素C片可以防治感冒吗

维生素C能促进免疫球蛋白的合成，提高机体功能酶的活性，增加淋巴细胞的数量，提高中性粒细胞的吞噬活力。所以，很多人认为，在感冒多发季节或者出现了感冒症状后，要尽快服用大剂量的维生素C。

但最近的一项研究证实，维生素C在防治感冒方面的作用不大，那些每天服用2g维生素C的人，同每天只服用安慰剂的人相比，发生感冒的几率是一样的。非营利组织科克伦国际协作组织的研究人员对有1.1万人参与的30多项研究进行了统计和分析后也得出了同样的结论：对普通人来说，服用维生素C防治感冒没有任何效果，所以为了防治感冒而服用大量维生素C完全没必要。

感冒了就去输液是不是会好得快一些

很多家长会在孩子感冒的第一时间就带孩子去输液，认为这样可以让感冒好得快一些。事实上，感冒是一种自限性疾病，即便打针吃药输液，也需要一个周期才能康复。更何况，大多数孩子患的是病毒性感冒而不是细菌性感冒，抗生素根本就不起作用，滥用抗生素还会造成细菌的耐药性，一旦发生细菌感染，抗生素的效果就不好了。

其实，感冒后的头一两天不必急着吃药，可以多喝开水，多吃水果，多休息。若症状不见好转，并出现咳嗽、咳痰、头痛、发热等症状，并影响工作和学习时，再适当吃些感冒药。若症状继续发展，出现发热不退、咳嗽加重、咳黄痰，表明合并了细菌感染，此时再到医院进行诊治，由医生决定是否需要输液治疗，并根据个人情况使用相应的药物。

同时，不可以用发热的程度去判断是否需要输液，因为一般来说，体质越好的人越容易发高热，甚至可以达到 40～41℃，如儿童和青年人；而老人发热一般不会超过 40℃，但这并不表示老人的病情不重。

所以，治疗感冒必须坚持的原则是“能不吃药就不吃，能吃药就不打针，能打针就不输液”。这是因为口服药物进入胃部后，有

一个人体吸收接纳的过程，因此是最安全的；打针则是将药水打到肌肉里，逐步流到血液后再产生药效；而用输液的方法，药物直接经由血液进入心脏，容易发生不良反应，有时甚至十分凶险。

孕妇感冒对胎儿有影响吗

孕妇若得了一般的感冒，主要表现为打喷嚏、鼻塞，但不发热，症状较轻，不用服感冒药，一个星期左右就会自行痊愈。这种情况下的感冒对胎儿是没有什么影响的。

如果症状较严重时，高热持续不退，或者不是一般的感冒而是流感，这时的感冒对胎儿会有影响。

另外，孕早期(5～12周)得感冒，对胎儿的影响就比较大，因为此时正是胎儿各器官发育形成的关键时期。若是孕妇感冒症状较严重，无论是感冒病毒本身，还是抗感冒药，对胎儿都有非常大的影响，此时孕妇应该在医生的建议和指导下采取适当的措施或选择终止妊娠。

除此之外，孕中期、孕晚期的普通感冒对胎儿的影响都不大，不用过分担心。感冒严重时，可在医生的指导下服用一些副作用轻微的中成药，如板蓝根、银翘等。

28. 小儿扁桃体反复发炎怎么办

答疑专家：方　瑜（杭州市第一人民医院耳鼻喉科主任医师）
冯亚男（杭州市第一人民医院儿科主任医师）

什么是小儿扁桃体炎

小儿扁桃体炎是上呼吸道感染的一种，也是小儿的常见病。扁桃体是一种免疫器官，1 岁半开始逐渐长大，4～10 岁发育达高峰，14～15 岁时又逐渐退化。因此，学龄期为扁桃体炎的高发期。扁桃体炎主要由细菌或病毒感染引起，须及时治疗，以免出现并发症。

小儿扁桃体炎的病因是什么

营养不良、佝偻病、消化不良、平时缺乏锻炼，以及有过敏体质的小儿，因身体防御能力较低，容易发生扁桃体炎。特别是有原发性免疫缺陷病或后天获得性免疫功能低下的小儿，抵御病原微生物的能力低下，就更容易发生急性扁桃体炎。小儿患扁桃体炎时全身感染的症状很明显，往往表现为发热（可达 39～40℃），同时伴有寒战、全身乏力、头痛、食欲不振、恶心呕吐等。扁桃体炎患儿会说自己的嗓子痛，吃东西痛，喝水也痛。如果让患儿张开嘴，压住舌头，就会看到咽部有两个红肿的小桃子样的扁桃体，有的还有脓性分泌物。如果扁桃体肿大得比较厉害，会导致小儿呼吸困难，危及生命安全。

小儿扁桃体炎有哪些危害

急、慢性扁桃体炎都可以引起多种并发症，危害儿童的健康。局部并发症有急性中耳炎、鼻炎、鼻窦炎、咽炎、颈淋巴结炎、扁桃体周围脓肿等；全身并发症常见的有风湿病、急性肾小球肾炎、败血症、关节炎、皮肤疾患（如银屑病）、心肌炎、支气管哮喘等。

应如何治疗扁桃体炎

对于扁桃体炎的治疗，主要是抗生素治疗，同时服用大量维生素 C 等，也可以用中医中药治疗。如果扁桃体炎反复发作，为了避免引起严重的并发症，建议在扁桃体炎症控制之后将其切除。

扁桃体反复发炎，需要切除吗

扁桃体是一个很重要的中枢性免疫器官，它是守卫呼吸道的“卫兵”，当细菌或病毒来侵犯的时候，会抑制细菌或病毒的扩散。在3～5岁这个时期，它的免疫功能是最活跃的，也起到了很重要的防御作用，这时候如果要切除的话，就要权衡利弊了。

如果扁桃体炎反复发作，或者扁桃体周围有脓肿，或者扁桃体窝里充满了分泌物，引起严重的口臭，就会很麻烦。这时候扁桃体肿大，阻塞了呼吸，影响了睡眠。如果有这种情况，就需要切除。还有一种情况，那就是扁桃体炎反复发作引起了周围器官的并发症，如中耳炎、淋巴结炎、全身变态反应性疾病等。这种情况下也要切除，但是应尽量避免在5岁以内切除扁桃体。

29. 关注孩子性早熟

答疑专家：徐　芳（杭州市第一人民医院儿科副主任医师）
郎亚琴（杭州市第一人民医院儿科副主任医师）

如何判断孩子是否性早熟

性早熟有明确的概念，它是指女孩在8周岁之前出现乳房等第二性征的发育，10岁之前出现初潮；男孩在9岁之前出现睾丸增大，出现阴毛等第二性征的发育。只有出现以上这些情况，才能称为性早熟。

性早熟有哪些危害

1. 影响儿童正常的身高发育。特发性性早熟的儿童受体内性激素的影响，体格增长过早加速，骨骺提前融合，生长期缩短，生长早期停止，致使其成年时的身高低于按正常青春期发育的同龄人。

2. 影响儿童的心理健康。性早熟儿童虽然性征发育提前，但心理、智力发育水平仍停留在生理年龄水平，所以过早的性征出现和生殖器官发育会导致孩子的心理障碍，使他们产生自卑、自闭的心理，也给生活带来诸多不便，严重者甚至会影响学习。

如何尽早发现孩子性早熟

家长要经常观察孩子身体的变化。对于女孩，妈妈要经常观察是否有乳房过早发育的现象，如果发现有乳房增大的现象，要及时到医院检查。对于男孩，爸爸要关注他的睾丸是否有增大的现象，如果有过早增大的现象，也要及时带孩子到医院进行检查。

如何预防孩子性早熟

要预防孩子性早熟的发生，需要家长多方面注意。第一，饮食方面，家长应该注意少给孩子吃添加生长激素的鸡肉、牛肉、羊肉、蚕蛹等，也不要滥用未经严格检测的所谓“儿童食品”；不要给孩子滥服营养滋补品，比如蜂王浆、花粉制剂等“补药”；也不要给孩子吃一些反季节的蔬菜和水果。第二，日常生活方面，家长要注意妥

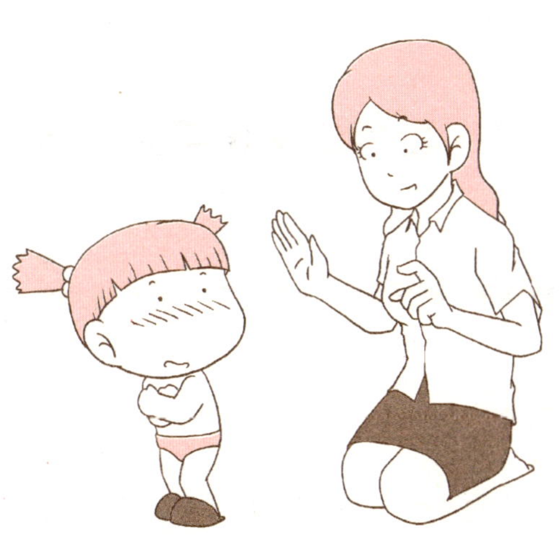

善存放避孕药物、丰乳美容品等，以免孩子误服或接触。第三，心理方面，家长要注意尽早对孩子进行性教育。孩子 3 岁以后，就应该有独立的性别意识。

要预防孩子性早熟的发生，还需要家长的细心观察，及早发现，及时治疗。家长除掌握必要的医学知识外，平时应多留心观察孩子是否有第二性征过早出现、10 岁以下的孩子是否有身高突然加速等现象，一旦发现异常，应及时前往正规医院就诊。如果儿童出现性早熟，作为家长一定要解除顾虑，分析病因，耐心解说，不要让孩子产生心理负担，同时积极配合医生进行检查与治疗。经过治疗，性早熟的孩子仍然可以正常发育，也不会影响今后的结婚与生育。

30. 如何正确使用抗生素

答疑专家：郎亚琴（杭州市第一人民医院儿科副主任医师）

什么是抗生素

由某些微生物产生的，能抑制微生物和其他细胞增殖的化学物质叫做抗生素。

孩子感冒发热就要用抗生素吗

病毒或者细菌都可以引起感冒，病毒引起的感冒属于病毒性感冒，细菌引起的感冒属于细菌性感冒。抗生素只对细菌性感冒有用。

其实，大多数感冒都属于病毒性感冒。从严格意义上讲，病毒性感冒并没有什么特效的药物，只需要对症治疗，不需要使用抗生素。

抗生素仅适用于由细菌和部分其他微生物引起的感染，因此，对病毒性感冒、麻疹、腮腺炎、流感等患者给予抗生素治疗有害无益。咽喉炎、上呼吸道感染也多为病毒引起，用抗生素无效。

使用抗生素常见的六大误区是什么

误区 1：抗生素＝消炎药

多数人误以为抗生素可以治疗一切炎症，实际上抗生素仅适用于由细菌和其他致病微生物引起的炎症。日常生活中经常发生的局部软组织淤血、红肿、疼痛，过敏反应引起的接触性皮炎、药物性皮炎以及病毒引起的炎症等，都不宜用抗生素进行治疗。

误区 2：抗生素可预防感染

抗生素是杀灭引起炎症的微生物的，当机体没有感染时，不应使用抗生素预防感染。相反，滥用抗生素会引起细菌耐药。

误区3：新的抗生素比老的好，贵的抗生素比便宜的好

其实每种抗生素都有其自身的特性，优势、劣势各不相同，一般要因病、因人选择，坚持个体化给药。例如，红霉素是老牌抗生素，价格很便宜，它对于军团菌和支原体感染具有相当好的疗效，

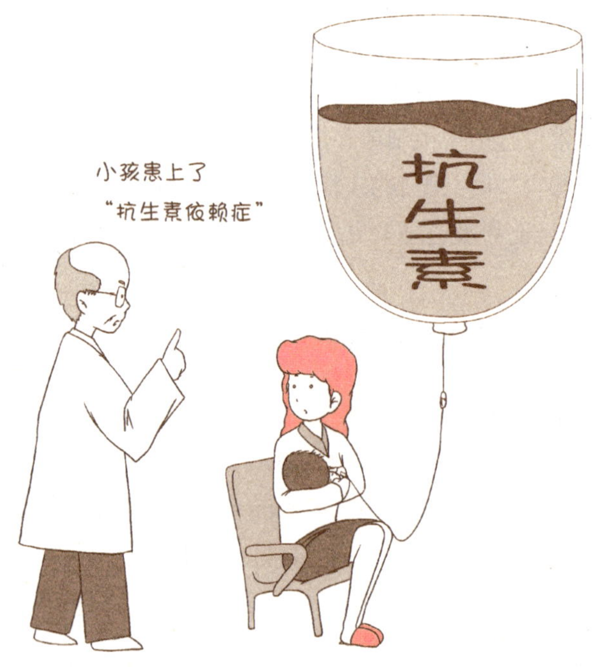

而价格非常高的碳青霉烯类抗生素和三代头孢菌素对付这些病就不如红霉素。而且，有的老药药效比较稳定，价格便宜，不良反应较明确。

新的抗生素的诞生往往是因为细菌对老的抗生素产生了耐药性，如果老的抗生素有疗效，应当使用老的抗生素。

误区 4：使用抗生素的种类越多，越能有效控制感染

对于一般感染来说，不提倡联合使用抗生素，因为联合用药可以增加一些不合理的用药因素，这样不仅不能增加疗效，反而可能降低疗效，而且容易产生一些毒副作用，或者使细菌产生耐药性。所以，使用抗生素的种类越多，由此引起的不良反应的发生率就越高。一般来说，为了避免耐药和不良反应的产生，能用一种抗生素解决问题的就绝不使用两种。

误区 5：频繁更换抗生素

抗生素的疗效有一个周期性的问题，如果使用某种抗生素的疗效暂时不好，首先应当考虑用药时间不足。此外，给药途径不当以及全身的免疫功能下降等因素也可影响抗生素的疗效。如果与这些因素有关，只要加以调整，抗生素的疗效就会提高。

频繁更换抗生素会造成用药混乱，从而伤害身体，而且频繁换药很容易使细菌对多种药物产生耐药性。

误区 6：一旦有效就停药

抗生素的使用也有一个周期性的问题，如果用药时间不足的话，有可能根本见不到效果。即便见了效，如果马上就停药的话，不但治不好病，还可能使已经好转的病情因为残余细菌的作怪而反弹。所以，抗生素应该在医生的指导下服够必需的周期。

31. 手足口病不可怕

答疑专家：陆　茵（杭州市第一人民医院副院长）

什么是手足口病

手足口病是一种急性传染病，主要症状是发热、皮疹。手足口病引发的皮疹主要分布在手掌、足底、肛门周围、口腔黏膜和咽颊部。手足口病的症状，轻则只是感觉像感冒、腹泻，但是重症患者会引发脑炎、脑脊髓膜炎、呼吸衰竭、循环衰竭。

手足口病多发于什么季节

一般来说，手足口病四季均可发生，但是在春、夏、秋季发病率更高。

手足口病的传染途径是什么

手足口病的传染途径是：① 呼吸道传染，即通过唾沫传染；② 消化道传染，可以通过共同的饮食、粪便引发传染；③ 密切接触传染，患儿和正常的孩子在一起密切接触，也容易传播病毒，引发手足口病。

什么情况下家长要马上送孩子上医院

孩子得了手足口病后，出现持续高热不退、精神委靡不振、呕吐、易惊、肢体抖动、呼吸和心跳增快、出冷汗、脸色发灰、四肢厥

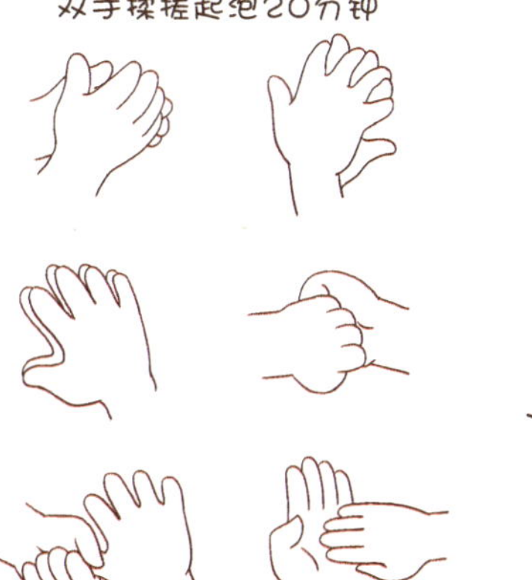

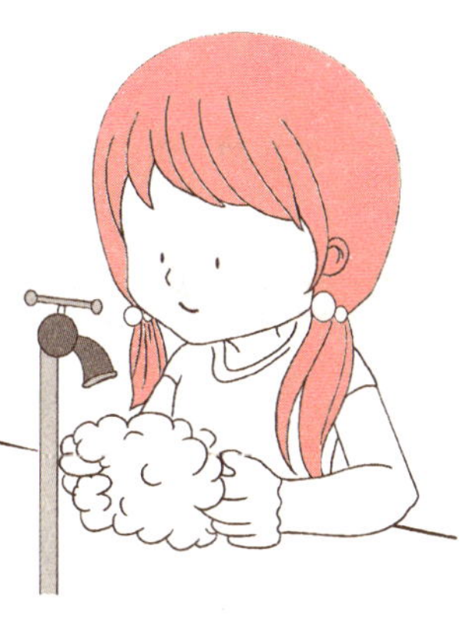

冷、末梢循环不良、皮肤出现花斑纹时，可能会演变为重症，家长一定要马上带孩子到医院就诊。

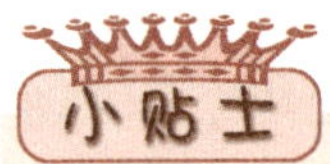

如何预防手足口病

预防手足口病的措施有：①隔离患儿；②保持居室通风；③外出回家后要给孩子洗手、洗脸、漱口；④避免带孩子去人多拥挤的公共场所。

32. 小龋齿有大问题

答疑专家：朱　旋（杭州市第一人民医院口腔科副主任医师）

孩子乳牙龋齿的原因有哪些

1. 乳牙的两牙间存在着生理间隙，容易嵌塞食物。孩子的饮食又多为软质食物，黏稠性强，含糖量高，容易发酵产酸，而乳牙发育矿化程度低，耐酸力差，容易遭受细菌侵蚀。

2. 孩子的睡眠时间长，口腔处于静止状态的时间也长，而且唾液分泌量少，因而口腔自洁作用差，有利于细菌的生长繁殖。

3. 孩子年龄小，不能很好地刷牙，牙面上存留的食物残渣多，也容易遭受细菌侵蚀。

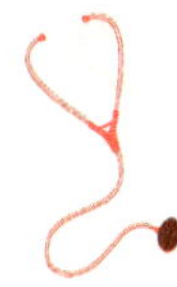

乳牙龋齿有哪些危害

龋齿可对乳牙本身带来危害，直接造成牙体缺损；也可继发牙髓病、尖周炎，最终导致残冠、残根、失牙，使孩子降低或丧失咀嚼功能。龋齿能殃及以后生出的恒牙，使其或相邻的恒牙也易患龋齿，也可使恒牙的牙釉质发育不全、牙体缺损或早失。龋齿还会使乳牙牙列变短，恒牙萌出异常，进而产生恒牙咬合异常。另外，龋齿还会使相邻口腔组织形成溃疡，妨碍舌运动，引起牙龈炎症，导致咀嚼功能明显下降。

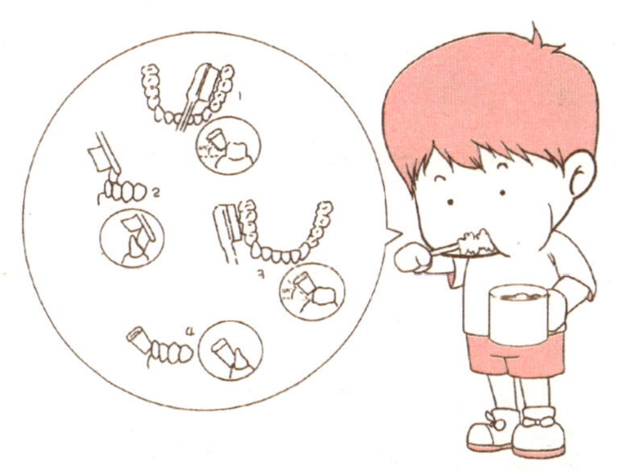

乳牙龋齿对全身也会造成危害。由于咀嚼功能下降，对食物的切割、磨细不充分，所以会加重胃肠负担，影响孩子的消化吸收功能和身体的生长发育。食物残渣在龋齿窝洞内腐败产生口臭，可造成孩子的自卑心理，有碍正常交往。

怎样预防乳牙龋齿

1. 尽量让孩子吃未加工的新鲜果蔬，如苹果、梨、黄瓜、芹菜、胡萝卜等，因为它们与牙齿的摩擦可产生最好的自洁作用。考虑到孩子的咀嚼能力，可将水果、蔬菜切成小块食用。对牙齿有利的饮食原则是“宜粗不宜细”，家长可以将此作为孩子饮食的参考。

2. 不要经常食用含糖食品和饮料，尤其是可乐类碳酸饮料。

3. 在两餐之间尽量少吃零食、甜品。

4. 给幼儿进食后喂点清水，以利清洁口腔。到一定年龄时，及早教会孩子漱口、刷牙。

5. 每隔 3～6 个月应该进行一次口腔检查。

怎样正确刷牙

适合儿童的刷牙方法常见的有两种：

1. 圆弧刷牙法。用牙刷按照画圆弧的方法来清洁牙面。

2. 巴氏刷牙法。将牙刷毛顶端放在牙龈和牙齿交界处，与牙齿成 45 度角，然后水平地轻轻震颤牙刷，按照从左到右的顺序依次刷牙。刷牙要注意唇颊面、舌颚面和咬合面都要刷到。

乳牙龋齿的误区：乳牙早晚要换，坏了不要紧

乳牙龋齿可直接造成牙体缺损，还可继发牙髓病、尖周炎，使孩子降低或丧失咀嚼功能。乳牙龋齿还会使以后生出的恒牙或相邻的恒牙也易患龋齿，同时会导致恒牙萌出异常，进而产生恒牙咬合异常。

33. 别拿流鼻血不当回事儿

答疑专家：林　琳（杭州市第一人民医院耳鼻喉科副主任医师）
　　　　　徐　芳（杭州市第一人民医院儿科副主任医师）

孩子为什么特别容易流鼻血

人的鼻子通常有左右两个鼻腔，中间由软骨将它们隔开，我们称之为鼻中隔。在鼻中隔前端有一个血管网，由筛前动脉、筛后动脉分支混合而成，医学上称为黎氏区。孩子3岁以前，经常喜欢揉鼻子、抠鼻子，这个区域的黏膜特别容易受到损伤，毛细血管破裂后就会造成流鼻血。

排除环境、意外伤害等因素外，全身疾病也是造成流鼻血的原因之一。我们经常在电影、电视剧中看见的男女主角突然间流鼻血后，去医院检查后发现，是由于全身性疾病引起的，比如血小板减少症、白血病、血友病等。但也不必过于担心，流鼻血只是全身性疾病的一个症状。如果经常流鼻血，最好还是去正规医院进行全身检查。

流鼻血和天气有关吗

对于人体来说，鼻子可以起到一种加温、加湿、过滤空气的作用。秋冬季的天气比较干燥，同时也容易引起鼻黏膜干燥，特别是在鼻子容易出血的部位——黎氏区，血管一破就非常容易发生流鼻血。患过敏性鼻炎的孩子常出现鼻痒、打喷嚏等症状，会造成局部压力较高，也容易引起流鼻血。

孩子在哪些情况下的流鼻血应该引起足够的重视

1. 一个星期内，孩子流鼻血的时间超过3天，或者每天流鼻血的次数超过 3 次，应该引起家长的足够重视，尽快带孩子去正规医院进行检查。

2. 全身性疾病的症状还包括牙齿出血、皮肤黏膜有出血点、关节出血引起关节肿痛、腹痛等，若出现这些症状，应尽快到医院进行全身体检，包括血常规、肝功能、脾功能和凝血功能等。

3. 一般外伤引起的流鼻血都是一过性、暂时性的，不会留下后遗症。但如果外伤引起鼻中隔偏曲，可能会引起经常性流鼻血。

过多食用滋补类食物会引起流鼻血吗

中医称流鼻血为鼻衄，分为虚证和实证两类。鼻衄的产生也是各种原因引起鼻部阳络损伤的结果。临床上，鼻衄与肺、胃、肝、肾、脾的关系较密切。一般所谓的“上火”，中医的解释就是由于肝热或者胃热引起的。

用什么样的方法止鼻血比较有效

孩子流鼻血绝大部分是外伤引起的，而且 70%～80%发生在黎氏区，此时只要压迫黎氏区，就能达到止血目的。黎氏区对应的

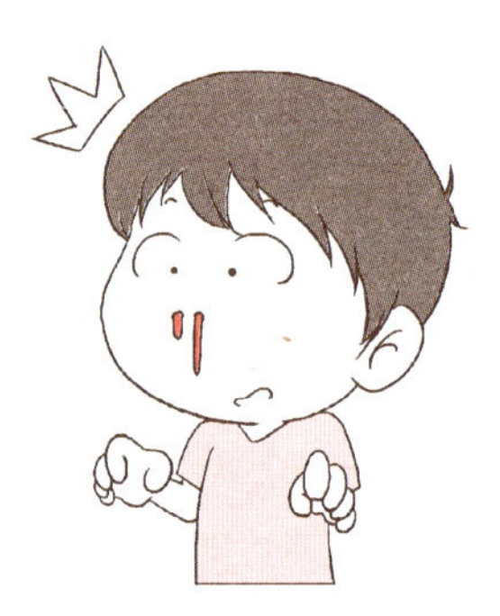

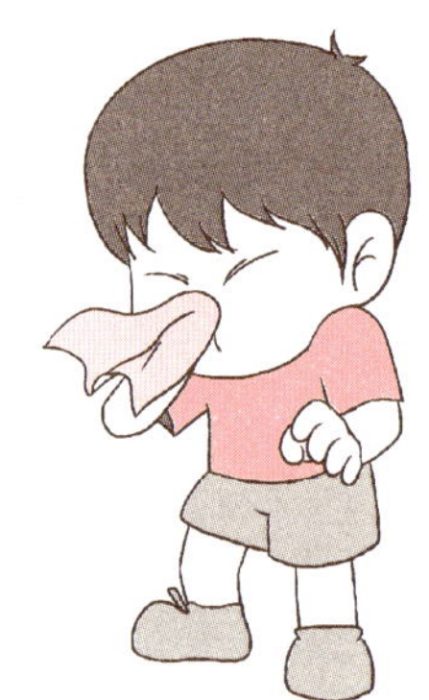

部位就是鼻翼，所以，只要将鼻翼捏紧，大约 1 分钟后血就可以止住了。但是要提醒大家的是，这种方法只适用于黎氏区出血。如果这样还不能止住鼻血的话，应该尽快到正规医院就诊。

有些人在流鼻血的同时会把头仰起，这样做是没有任何效果的，反而容易造成血液顺着咽喉部位进入胃，刺激胃黏膜引起呕吐，甚至误认为是消化道出血，引起不必要的紧张。

经常流鼻血的孩子应多吃什么

1. 新鲜水果和蔬菜当中的维生素 C 含量非常丰富，而维生素 C 有助于稳定人体的血管功能，因此建议多给孩子吃一些含维生素 C 丰富的食物。

2. 如果孩子经常流鼻血引起了缺铁性贫血的话，建议补充一些铁元素，而一般性的出血就不需要了。

34. 什么是红眼病

答疑专家：王　聪（杭州市第一人民医院眼科副主任医师）

什么是红眼病

红眼病是急性结膜炎的俗称，包括细菌性结膜炎和病毒性结膜炎两大类，流行性和传染性都非常强。一般在春夏之际多发。

为什么红眼病在幼儿园多发

红眼病的传播途径是眼→手→眼。意思是说，患儿用手去揉眼睛，感染到细菌或病毒，这些病原体被手带到钱币上、玩具上、门把手上，其他孩子再去摸这些东西，然后揉到自己的眼睛上，就被感染了。这样就容易引起红眼病的大流行。

孩子得了红眼病，家长应注意哪些问题

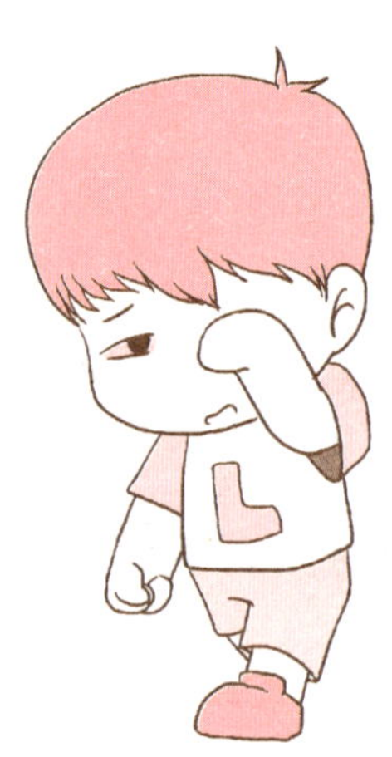

孩子得了红眼病，首先要隔离，以防传染给别人，再引起自己的二次感染，反反复复不可治愈。其次，家长也是红眼病的高发人群，家长和孩子都要彻底洗干净手，避免细菌入眼。最后，要在医生的指导下正确使用眼药水，避免揉眼。

在孩子得红眼病期间，家长不要让孩子玩电脑、过度看书，避免疲劳用眼，影响孩子的痊愈。

如何判断自己的红眼病是否痊愈

红眼病的发病周期大约为 10～15 天。患者要在正确使用眼药水的前提下再去医院复查，让专业医生判断自己的红眼病是否已经痊愈，角膜是否受到影响，结膜充血以及结膜分泌物是否消失。患者要记住，眼睛不红了，不代表红眼病已经痊愈了，在这个期间，还是有传染性的。

35. 警惕小儿青光眼

答疑专家：王　聪（杭州市第一人民医院眼科副主任医师）

什么是青光眼

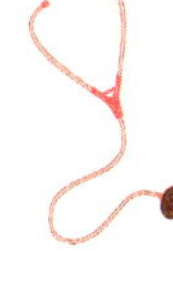

青光眼是一种发病迅速、危害性大、可随时导致失明的常见疑难眼病。其特征就是眼内压间断或持续性升高的水平超过眼球所能耐受的程度，给眼球各部分组织和视功能带来损害，导致视神经萎缩、视野缩小、视力减退。患上青光眼后，失明只是时间的迟早而已，在急性发作期，24～48 小时即可完全失明。青光眼属双眼性病变，可双眼同时发病，或一眼起病，继发双眼失明。

青光眼的发病概率有多大

青光眼是遗传性的疾病，是染色体遗传性疾病的一种。新生儿得青光眼的概率大概是三万分之一，青少年得青光眼的概率大概是万分之一。

哪些人容易得青光眼

青光眼的发病与患者的年龄、性别、遗传、眼的局部结构异常以及屈光不正等因素有着密切的关系，具备这些因素的人就是青光眼的高危人群，会随时受外界不良因素的刺激而导致急性发病。此外，过度劳累、饮食结构不合理以及一些心脏疾病，还有一些内分泌方面的疾病也会促使青光眼的发生。

宝宝得了青光眼，会有哪些症状

宝宝得了青光眼，常有眼侧头部剧痛、眼胀等症状，并有虹视、眼球充血、视力减退或骤降等。

宝宝得了青光眼，会有什么后果

宝宝得了青光眼后，常最终导致视神经萎缩，视野缺失，直至失明。

如何判断宝宝得了青光眼

从肉眼上看，宝宝的眼球很大，角膜超过 12mm，俗称“牛眼”。

带宝宝去医院测量眼压，也能知道他是否得了青光眼。

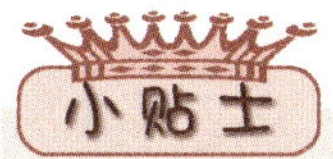

其他眼部疾病

▲ 红眼病。患者常有眼侧头部剧痛、眼球充血、视力骤降等症状。

▲ 白内障。晶状体混浊称为白内障，分先天性和后天性两类。老化、遗传、代谢异常、外伤、辐射、中毒和局部营养不良等可引起晶状体囊膜损伤，使其渗透性增加，丧失屏障作用；或导致晶状体代谢紊乱，使晶状体蛋白发生变性混浊。

36. 什么是儿童白瞳症

答疑专家：金　姬（浙江省儿童医院眼科主任医师）

什么是儿童白瞳症

儿童白瞳症是多种眼病引起的一种常见临床体征，表现为瞳孔区呈白色、黄色或粉白色反光，单眼或双眼均可发生。引起儿童白瞳症的眼病主要包括视网膜母细胞瘤、永存性原始玻璃体增生症、早产儿视网膜病变、渗出性视网膜炎、硬化性眼内炎、星形细胞错构瘤、先天性白内障等。

如何及时发现孩子患了白瞳症

首先，白瞳症表现为瞳孔区呈白色、黄色或粉白色反光，所以家长在平时生活中要注意观察孩子的眼睛，发现异常要及时到医院检查。其次，视网膜母细胞瘤和先天性白内障具有一定的遗传性，母亲在妊娠前 3 个月内受到病毒感染（如风疹、麻疹、水痘、腮腺炎等）或患有甲状腺功能减退症、营养不良、维生素缺乏等，均可引起先天性白内障。

白瞳症的孩子术后怎样恢复

如果发病是单眼的，那么就要把正常的眼睛遮盖住，当两个眼睛的视力在同一水平上时，再让双眼视力同时提高；如果发病是双眼的，那么可根据视力情况佩戴远视眼镜。

37. 儿童也会得胃病吗

答疑专家：应爱娟（杭州市第一人民医院儿科副主任医师）

张杨卿（杭州市第一人民医院中医科主治中医师）

近年来，胃病患儿的数量正在逐年上升。儿童胃镜检查后发现，各类胃病的发病率竟高达80%～90%。专家同时指出，浅表性胃炎、十二指肠炎、消化性溃疡在儿童中的发病率最高，已经成为儿童的常见消化道病，家长对此应该引起高度重视。

为什么说“孩子不会得胃病”的观念已经过时了

随着生活条件的不断改善，很多孩子养成了不合理的饮食习惯，经常吃一些像碳酸饮料、冷食、油炸食品等。另外，由于检测手段的发展和进步，胃病的发病率比以前提高了不少。所以说，“孩子不会得胃病”的观念已经过时了。

胃病的症状有哪些

大家平常总是说，胃病通常是指肚子疼、恶心呕吐或者肚子胀，其实胃病的临床症状是多种多样的。孩子的胃病一般多为胃炎或者消化性溃疡。随着年龄的增长，胃病的症状逐渐转变为慢性的、节律性的、周期性的腹痛，接近于成人。

孩子为什么会得胃病

人体的胃具有一些保护因素，也有一些侵袭因素，黏液屏障、黏膜屏障、血流屏障是主要的保护因素，而胃酸、胃蛋白酶是主要的侵袭因素。当保护因素和侵袭因素失去平衡后，攻击性的因素就会增强，保护性的因素就会相对减弱。

除此之外，幽门螺杆菌感染也是其中的重要原因之一。据调查分析显示，70%～80%的成人会有幽门螺杆菌的感染。儿童也一样，但比例相对要低一些，大约是20%～30%。感染幽门螺杆菌后会引起胃炎、消化性溃疡等疾病。由于幽门螺杆菌具有一定的传染性，常染色体显性遗传的比例大约为20%～60%，所以有胃病家族史的孩子比较容易患胃病。

另外，孩子得胃病和精神压力也有一定的关系。随着学习压力的不断加大，孩子承受的精神压力也在不断增加，因此，家长应该给孩子营造一种相对轻松的学习环境。

中医是如何认识儿童胃病的

中医将一般的消化不良、厌食、积食（不消化）、呕吐、腹泻等统称为腹痛。

中医将肚脐以上的疼痛称为胃痛，肚脐周围以及肚脐以下的疼痛称为腹痛。孩子之所以会有腹痛，主要有两个原因：

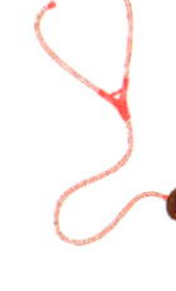

1. 孩子的脾胃发育不够健全，容易受到风寒的侵袭。脏腑、经络以通为顺，经络受到阻滞，不通则为痛。

2. 孩子自身不知道饱饿，家长在照顾孩子时不注意孩子的饮食卫生或者让孩子暴饮暴食，饮食不规律造成营养均衡失调，引起脾胃虚弱，最终引发腹痛。

孩子的胃病为什么和饮食习惯有关

胃病、胃炎、消化性溃疡和饮食习惯有一定的联系。孩子长期不吃早饭会，胃酸和消化酶的分泌节律被打乱，引起肠胃功能紊乱。由于没有一定量的食物去中和它，胃酸就会对胃黏膜造成伤害。

因此，养成良好的饮食习惯非常重要。不要长时间地追着孩子吃东西，如果孩子不想吃了就不要再给他吃。有些家长喜欢追着孩子喂东西给他吃，这样反而会造成他的逆反心理。同时，边看电视边吃饭也会影响消化液的分泌，从而造成消化不良。另外，不要让孩子多吃零食。

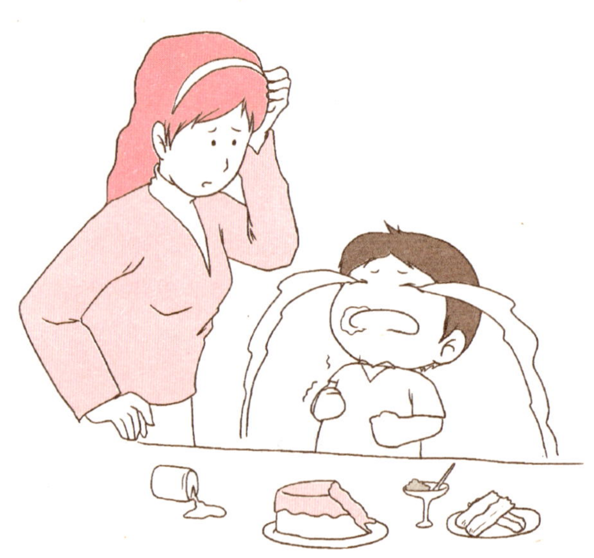

孩子胃口很差怎么办

如果孩子胃口很差，并且营养和发育都受到影响的话，一定要去正规医院进行检查，通过胃镜确认是胃肠道动力异常还是幽门螺杆菌感染引起的，再通过药物进行治疗。大人和孩子在用药方面也会有所不同，所以在选择用药上一定要遵照医嘱。

38. 当心糖尿病恋上小胖墩

答疑专家：冯慧川（卫生部国家健康管理师、培训师）

什么是糖尿病

糖尿病是由遗传因素、免疫功能紊乱、微生物感染以及自由基毒素、精神因素等各种致病因子作用于机体，导致胰岛功能减退、胰岛素抵抗等而引发的糖、蛋白质、脂肪、水和电解质等一系列代谢紊乱综合征，临床上以高血糖为主要特点。典型病例可出现多尿、多饮、多食、消瘦等表现，即“三多一少”症状。

什么是小儿糖尿病

小儿糖尿病多为1型糖尿病或胰岛素依赖型糖尿病，是由于胰岛素分泌不足所引起的内分泌代谢性疾病，以糖、蛋白质及脂肪代谢紊乱为主，引起高血糖及糖尿。小儿糖尿病易出现酮症酸中毒，后期常有血管病变，累及眼和肾脏。1型糖尿病以5～6岁及10～14岁小儿多发，5岁以下小儿少见。目前，小儿2型糖尿病的发病率也在提高，表现为胰岛素敏感性降低，胰岛素分泌水平高于正常人。

小儿糖尿病的症状有哪些

儿童糖尿病不同于成人糖尿病，90％的1型糖尿病是体内胰岛素绝对缺乏所引起的以高血糖为特征的疾病，典型的症状是喝水多、尿多、吃得多，身体反而消瘦，即出现“三多一少”症状。

为什么肥胖者容易得糖尿病

研究表明，肥胖者发生2型糖尿病的风险是正常人的3倍，有

50%的肥胖者将来会患糖尿病。

美国哈佛大学和国立卫生研究院在跟踪调查了10.9万名年龄在16岁以上的女孩后发现，超重的女孩如果在18岁成人期之前减肥成功，能大大减少患2型糖尿病的风险。

研究人员发现，从小到大都超重的女孩最容易患糖尿病；小时候体重正常，但成年后超重的女性次之；小时候超重，但成人前通过减肥回归正常体重的女性患糖尿病的几率并不高。因此，研究者鼓励那些超重的女孩尽早减肥。

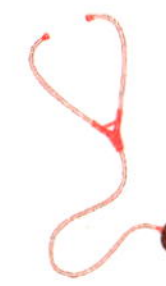

糖尿病患儿的饮食原则是什么

1. 避免肥胖，维持理想且合适的体重。

2. 定时定量，每餐饮食按照计划量进食，不可任意增减。

3. 少吃油煎、炸、油酥及猪皮、鸡皮、鸭皮等含油脂高的食物。

4. 烹调多采用清蒸、水煮、凉拌、涮、烤、烧、炖、卤等方式；不可太咸，食盐摄入量每日在6g以下为宜。

5. 少吃胆固醇含量高的食物，如肺、肝、肾等动物内脏。

6. 烹调时宜用植物性油脂。

7. 配合长期性且适当的运动、药物、饮食进行控制。

8. 经常选用含纤维素高的食物，如未加工的蔬果等。

9. 含淀粉高的食物及中西式点心均应按计划的分量食用，不可随意多吃，以免过量。

10. 少吃精制的糖类食物，如炼乳、蜜饯等。

11. 多食用苦瓜或苦瓜茶。苦瓜降糖安全，无任何副作用。

SHENGHUO CHANGSHI

生活常识

孩子之所以经常生病，是因为父母在养育过程中出现了种种误区。孩子的**饮食习惯**，孩子的**行为模式**，孩子的**语言发展**，这些都对孩子的**健康成长**起着至关重要的作用。

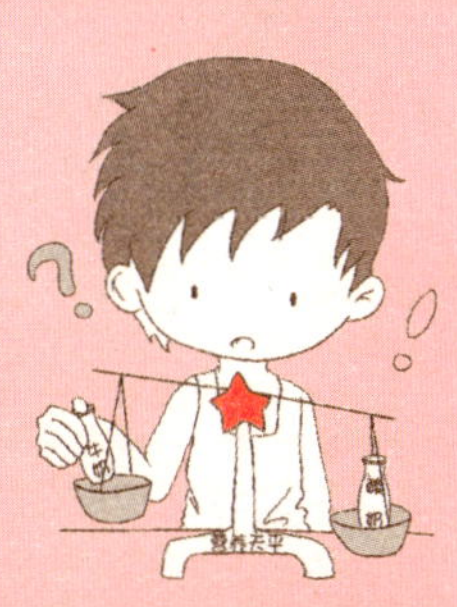

1. 如何正确给宝宝添加辅食

答疑专家：黄先玫(杭州市第一人民医院儿科主任医师)

宝宝的辅食有哪些种类

原则上满 4 个月的宝宝就可以开始尝试用果汁、果泥(如苹果、梨子、葡萄、西瓜等)或米麦糊(原味、蔬菜水果类)作为辅食了，而满 6 个月的宝宝可以开始尝试含有蛋白质的食品(如各种肉泥、肝泥、蛋黄泥、综合口味的米麦等等)作为辅食了。这样的设计完全是考虑到宝宝胃肠道消化酶的成熟度。有些宝宝本身是过敏体质，或是有明显的家庭过敏史，专业儿科医生会建议宝宝从 6 个月开始添加辅食。吃某些辅食(如麦粉、柑橘类、蛋类)时，要注意宝宝是否对食物产生过敏。也可以参考正规婴儿食品厂家包装罐上的标签，上面都清楚地标示着不同时期的宝宝可以食用的食品的种类。

如何为宝宝挑选辅食

目前市面上的婴儿辅食有上百种，的确令新手父母们无所适从。我们的建议是，听从专业儿科医生的建议，选择真正符合宝宝营养需求标准的辅食，不要随便听信不法经销商为牟利而大力推销的所谓品牌。那些有历史、有信誉的产品都是经过专业研究且历经考验的。其实只要宝宝身体健壮，本身没有某些罕见的代谢性疾病，任何符合标准的辅食均可提供完整、足够的营养，让宝宝健康成长。

婴儿米粉的主要成分是什么

婴儿米粉是以大米为主要原料，加上白砂糖、蔬菜、水果、蛋类、肉类等选择性配料，再加入钙、磷、铁等矿物质和维生素等加工制成的婴幼儿补充食品，供母乳或婴儿配方奶粉不能满足营养需求的婴儿以及婴儿断奶时食用。

购买婴儿米粉时需要注意哪些问题

1. 尽量选择规模大、产品质量和服务好的品牌企业的产品。这些企业的产品配方设计比较科学合理，对原材料的控制比较严，质量有保证。

2. 看包装上的标签标识是否齐全。国家标准规定，外包装必须标明厂名、厂址、生产日期、保质期、执行标准、商标、净含量、配料表、营养成分表及食用方法等。缺少上述任何一项的产品，最好不要购买。

3. 看营养成分表中的标注是否齐全，含量是否合理。营养成分表中一般要标明热量、蛋白质、脂肪、碳水化合物等基本营养成分，维生素类包括维生素 A、维生素 D、部分 B 族维生素，矿物质包括钙、铁、锌、磷，其他被添加的营养物质也要标明。国家标准规定，婴儿断奶期补充食品中维生素 A 和维生素 D 的含量分别在 1000～1500 国际单位和 200～400 国际单位之间。如果作为主要营养指标的维生素 A、维生素 D 低于国家标准，可能导致婴儿营养不良。

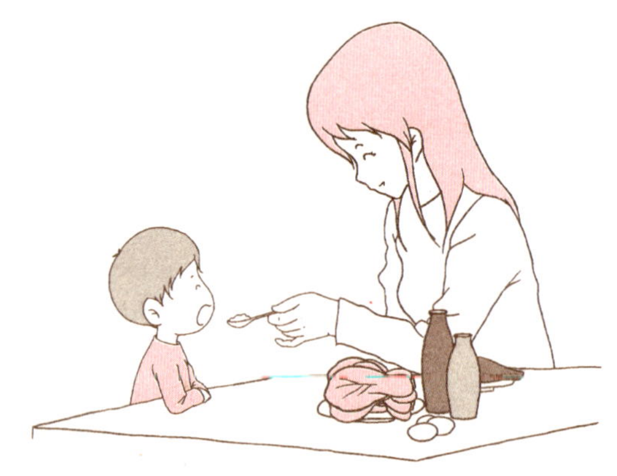

4. 看产品包装说明。婴儿米粉应明示“婴儿最理想的食品是母乳，在母乳不足或无母乳时可食用本产品”“6 个月以上婴儿食用本产品时，应配合添加辅助食品”。断奶期配方米粉还应注明“断奶期配方食品”或“断奶期补充食品”等。这些都是企业必须向消费者明示的。

5. 看产品的色泽和气味。质量好的米粉应是大米的白色，均匀一致，有米粉的香味，无其他气味，如香精味等。

6. 看产品的组织形态和冲调性。米粉应为粉状或片状，干燥松散，均匀无结块。以适量的温开水冲泡或煮熟后，经充分搅拌后呈润滑的糊状。

7. 看成分含量表，可知是断奶期辅助类米粉还是断奶期补充类米粉。前者在提供一定热量的同时还加入了脂肪、蛋白质、矿物质、维生素；后者脂肪、蛋白质含量较低，除几种维生素和矿物质外，还加入了蔬菜、水果和膳食纤维等。

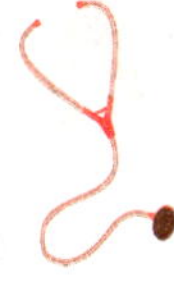

怎样选购婴儿泥糊状辅食

婴儿出生 4 个月后应添加泥糊状辅食，但有些家长不知道如何选购现成的泥糊状辅食。

现在我国有国家标准的泥糊状辅食包括苹果泥、胡萝卜泥、肉泥、骨泥、鸡肉菜糊及番茄汁等 6 种，标准中对每个品种所使用的原料及产品的色泽、滋味等感官形状及卫生要求都有明确的规定。

现将这6种辅食的主要原料及营养素简介如下：

1. 苹果泥。选用新鲜饱满、成熟适度、风味正常，无畸形、霉烂、冻伤、病虫害及机械损伤，横径在6厘米以上的苹果，加蜂蜜、葡萄糖或白砂糖等制成。

2. 胡萝卜泥。选用新鲜良好、肉质细腻，无畸形和分支，无病虫害及机械损伤的胡萝卜，加黄油、葡萄糖、粮谷粉、维生素C等制成。

3. 肉泥。选用符合国家标准或新鲜质好的猪、牛及鸡的瘦肉，加适量的脱脂奶粉、粮谷粉制成。

4. 骨泥。选用经兽医检验合格，经加工处理、干净的猪软骨、板筋，加入白砂糖或葡萄糖制成。

5. 鸡肉菜糊。以检验合格、每只重量不低于1千克的鸡的瘦肉和番茄、胡萝卜等蔬菜为原料制成。

6. 番茄汁。选用新鲜或冷藏良好、未受农业病虫害侵袭的鲜红番茄经打浆、去皮和种子后的原汁，加少量砂糖或葡萄糖和维生素C等制成。

上述泥糊状辅食的主要营养成分是：每100克苹果泥、胡萝卜泥及番茄汁含维生素C 30毫克以上，糖少于5%；肉泥含蛋白质5%以上；骨泥含蛋白质3%以上，钙多于300毫克；鸡肉菜糊含蛋白质3%以上；肉泥、骨泥和鸡肉菜糊中的脂肪含量不得超过该产品中蛋白质的实际含量。

在选购上述产品时，除了需看清标签上的品名、厂名、厂址、生产日期、保质期、配料、含量外，还应看清主要营养成分、适宜食用的婴儿月龄及食用方法，然后再正确地喂养婴儿。

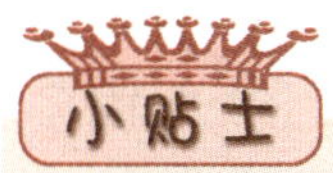

宝宝需要喝葡萄糖水吗

有些家长会给宝宝食用葡萄糖水，目前已不建议例行性给予，其主要目的是不希望宝宝养成吃甜食的习惯，以免导致将来过度肥胖。若是宝宝的饮食量足、尿量够，吃完东西后喝点开水清洁口腔即可。

2. 宝宝走不好，妈妈要注意

答疑专家：刘占利（杭州市第一人民医院儿科副主任医师）

邹　成（杭州市第一人民医院骨科副主任医师）

一般宝宝什么时候开始走路

宝宝出生后的头一年，是整个身体协调性和肌肉力量发育的关键时期。宝宝要先学会坐、翻身和爬，到 8 个月左右时才能扶着东西站立起来。接下来，就是增加信心和掌握平衡能力的问题了。

多数宝宝在 9～12 个月时能迈出人生的第一步，到 14 或 15 个月时，就已经能走得很好了。不过，如果你的宝宝学走路较晚，你也不用担心，很多孩子要到 16 或 17 个月时才能学会走路。

家长应该注意孩子的哪些异常走姿

人在走路时，全身经脉都会跟着一起活动，而含胸、弯腰的走路姿势会让这些经脉得不到很好的舒张，身体得不到应有的供氧。此外，这种走姿所造成的脊柱问题会反射到大脑，影响大脑的发育。很多家长从来都没有注意孩子走路的姿势，如低头、弯腰、外八字……这些走路的姿势不仅难看，还会影响身体健康。

如果你的孩子在学走路的时候出现跨步这样怪异的步伐，你就需要注意了，孩子可能患有先天性髋关节移位。这种疾病在小时候是没有疼痛感的，很容易被家长误认为是孩子走路走不稳，这样就会耽误最佳治疗时间。如果到了四五十岁有了疼痛感时才被检查出来，就会造成终身的遗憾。

另外，如果孩子走路时看起来动作总是不太协调，比如总是脚尖着地，两个膝盖总是会撞在一起，就要警惕孩子是不是有脑性瘫痪的可能。

为什么孩子学步晚了也会变成 O 形腿呢

很多家长认为，孩子学步过早，骨骼尚未发育健全，容易走成 O 形腿。那么，有些学步晚的孩子，为什么也会变成 O 形腿呢？

也许这时候你就要注意了，你的孩子有可能得了佝偻病。

佝偻病在婴儿期较为常见，是由于维生素 D 缺乏引起体内钙、磷代谢紊乱而使骨骼钙化不良的一种疾病。佝偻病发病缓慢，

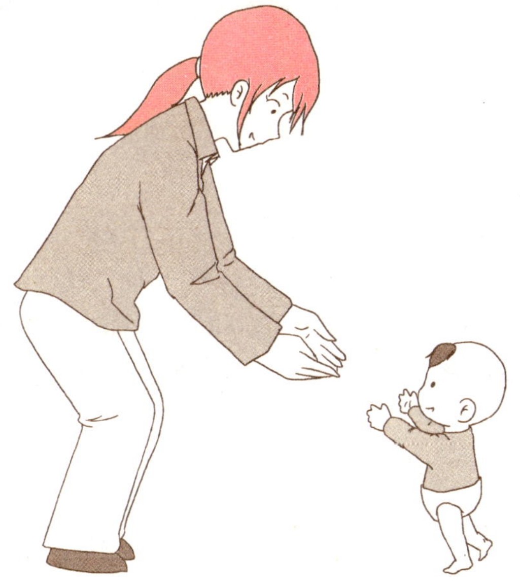

不容易引起重视，它会使小儿的抵抗力降低，容易合并肺炎及腹泻等疾病，影响小儿的生长发育，因此必须积极防治。

在这里要提醒各位家长，晒太阳可以帮助孩子吸收身体的钙质，但是晒太阳并不意味着要带着孩子在烈日底下一直暴晒。事实上，只要是室外的环境，即便是在阴凉处，也可以达到一定的效果。并且晒太阳的时间也不需要太长，1 个小时足够了。要不然，晒坏了孩子稚嫩白皙的皮肤，那可就不太好啦！

为什么宝宝很大了，走路却走不稳，还经常左右摇晃或倾斜呢

如果宝宝真的出现这种情况，那你可要注意了，因为你的宝宝很有可能得了小脑病变。

这种疾病的主要临床表现是：自主活动缓慢，躯干、肢体肌张力增高，站立不稳；步幅宽大，步态蹒跚，不能直线行走，呈醉汉步态；常伴有构音障碍、语言不利、吞咽困难、饮水呛咳、眼球震颤、持物不准、指鼻不能、头晕、失眠、晕厥、心悸、体位性低血压、排汗障碍、尿频等。

如果你的宝宝是在某次生病（比如发热）之后出现了这样的症状，那就要赶快去医院就诊了哦！

3. 别错过婴幼儿语言能力的培养时机

答疑专家：徐人燕（杭州市第一人民医院儿科主治医师）

宝宝在1岁之前的各个阶段应掌握哪些语言能力

从出生的那一刻起，宝宝就会对周围的声音作出反应。从第2周开始，他已能开始“谈话”；到第6周，他已能辨认出你的声音；到第8周，他就能对你的声音作出回应了。在宝宝两三个月的时候，他可能会发一些简单的元音，比如a、o；五六个月之后，他还会发一些辅音；约8个月时，学会合并两个相同的音节，如“baba”“mama”等。而真正有意识地叫“爸爸”“妈妈”，往往要到1岁以后。

宝宝说话特别晚怎么办

如果宝宝说话特别晚，1岁多了还不会叫“爸爸”“妈妈”，3岁多了还不会说简单的短句，可不能大意哦！爸爸妈妈要及时带宝宝到医院检查，除了评估宝宝的智力发育水平，还要检查宝宝的听力是否正常。如果宝宝不存在听力、智力、发育、行为、情感方面的异常，爸爸妈妈就一定要注意改善宝宝的语言学习环境，和宝宝多一些沟通和交流，及时帮助宝宝发展语言能力。

如何培养婴幼儿的语言能力

1. 0～2个月。为了使宝宝早日开口说话，要不断地对他说话并鼓励他作出回答。这样的训练越多，他就会越早学会说话，语言能力也就越强。所以，从宝宝出生的第一天起，爸爸妈妈就应该经常呼唤他。为了引起宝宝的倾听和眼神交流，声音、表情可以夸张一点。宝宝与你交流之后，你要用微笑、拥抱与爱抚对他进行奖励，这样会提高他交流的积极性。要使宝宝领会你的兴趣、爱意、关怀、呵护，目光交流非常重要，要做到跟宝宝眼对眼地交流。

2. 3～6个月。宝宝只有通过舌、唇及面部肌肉的协调活动，掌握发音的技巧，才能学会说话，所以吮吸、舔吃、吹泡泡和咀嚼都是需要反复练习并掌握的重要技巧。为了帮助宝宝学说话，有必要打破常规，跟宝宝一起“咿呀学语”。他会看着你笑个不停，然后更加努力地学习说话。你也应该重说几遍，这样学说话的过程就成了你和宝宝共同的游戏。平时可以在做游戏和喂宝宝时鼓励宝宝进行这样的练习。在早期阶段，宝宝是通过模仿来学习的，所以重复是至关重要的。声调要夸张些,有可能的话还应辅以动作。

3. 7个月～1周岁。爸爸妈妈对宝宝说话时要放慢语速,吐字清晰,并用动作、表情和手势来辅助表达意思。经常听歌曲、童谣,抑扬顿挫地说话,或者玩节奏游戏的宝宝学说话更容易、更好,所以,这些活动很早就可以开始。8～9个月时,宝宝喜欢看亲人的口形而模仿发音。在宝宝学说话时,你可以跟着他一起说,宝宝说出一个字,你就应重复一遍,让他看出你有多么高兴。当你夸奖他真聪明,不断地说"ma",同时笑着抱紧他时,他也会不停地说"ma",很高兴自己是个聪明的宝宝。

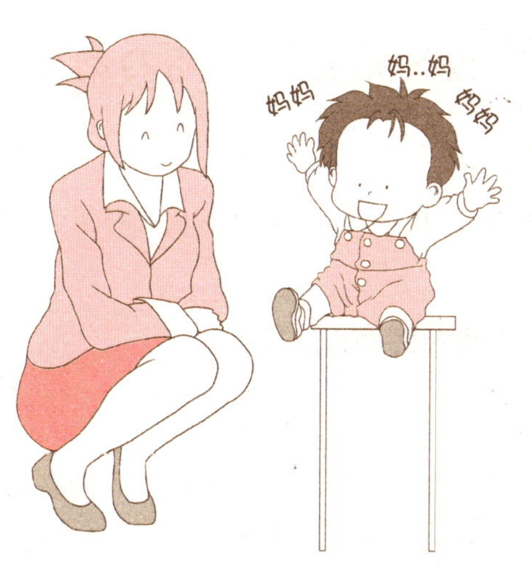

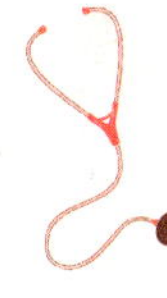

4. 1岁以后。这时，爸爸妈妈希望宝宝学习正确的发音，然后把简单的词组成正确的句子。其实，爸爸妈妈自身就应做好表率，以利宝宝模仿。要使宝宝开口，就要不断地对他说话并鼓励他模仿。只有说出有意义的字词时，宝宝才算是会说话。他们要先明白一个字的意思，之后很久才会说这个字，因而爸爸妈妈要借助图片、手势和动作等反复向宝宝解释字词的意思。比如认识日常用品，并说出“杯”“瓶”等；认识自己的五官，并说“鼻子”“眼睛”等；理解并学会说“要”“不要”等。

4. 别错过婴幼儿运动能力的培养时机

答疑专家：郎亚琴（杭州市第一人民医院儿科副主任医师）

宝宝在不同时期有哪些运动

一般来说，宝宝2个月时会抬头；到了4个月，宝宝就会翻身了；6个月的时候，宝宝就会自己独坐了，而且能够坐得很稳；到了8个月，宝宝就会爬了；一般到了1周岁，宝宝就会自己独立行走了；到了2岁，他会跑步了；到了2岁半左右，他就会单脚跳、双脚跳了。随着宝宝年龄的增长，运动能力也会逐渐发展起来。

怎样帮助各个阶段的宝宝做运动

1. 新生儿。爸爸妈妈可以在家里给宝宝做被动操，即将宝宝的手和关节活动起来，让宝宝感受自己的身体运动。这样既有助于宝宝的肌肉发育，也能促进爸爸妈妈和宝宝的感情。

2. 1～2 个月。随着宝宝肌力的增强，爸爸妈妈可以给宝宝做俯卧抬头运动，即把宝宝的两个手放在胸前，让宝宝趴着，让他练习自己抬头。一般 1 个多月，宝宝能抬头 35～45 度左右；到了 3 个多月，宝宝能抬头 90 度。

3. 3～4 个月。宝宝已能将抬头做得很好，这个时候就可以教宝宝翻身了。如果宝宝自己不会翻身，爸爸妈妈可以给宝宝做一些辅助。让宝宝平躺，双手张开，让宝宝的一只脚先翻过去，然后轻柔地推宝宝的髋部，这样宝宝就能翻身了。

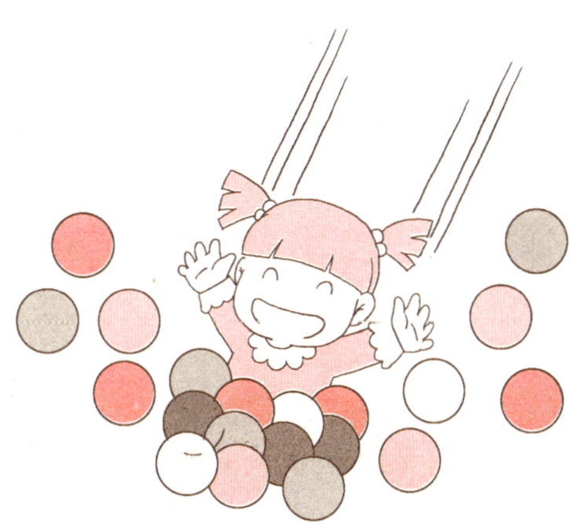

4. 6～7 个月。爸爸妈妈可以根据宝宝的实际情况，看宝宝是否能独坐。爸爸妈妈可以把宝宝轻轻地拉起来，看宝宝是否能坐起。如果宝宝的整个背部还很弯，那说明他还不能坐。在这个时期，爸爸妈妈还要训练宝宝手的运动能力，可以给宝宝准备一些积木，让他抓取、捏，这样可以训练手的运动能力。

5. 8～9 个月。爸爸妈妈可以训练宝宝各手指的相互配合、协调能力。此外，这个时期的宝宝已经开始爬了，爸爸妈妈可以帮宝宝去做爬这个运动，如在宝宝的前面放一些有趣的玩具，让他爬过去拿。

5. 孩子意外伤害——户外咬伤篇

答疑专家：钟剑波（杭州市第一人民医院皮肤科主治医师）

户外活动时，孩子被蛇咬伤了怎么办

首先要判断咬伤孩子的蛇是有毒蛇还是无毒蛇。一般来说，蛇的头如果是接近三角形的，往往是有毒的；如果是椭圆形的，往往是无毒的。但有时也有例外，如有毒的金环蛇、银环蛇，它的头

就是椭圆形的。毒蛇身上的条纹往往比较鲜艳，具有一定的警示性。另外，毒蛇的尾巴比较粗短，而无毒蛇的尾巴比较细长。

如果被毒蛇咬了，要先在伤口处近心的关节绑一根布条或是绳子，扎紧后半小时放一次血，这样可以减少毒素的吸收。还可以在蛇咬的地方作十字切开，有些用拔火罐，有些用嘴吸，以去除部分毒液，但去吸的这个人口腔必须无创口，不然吸的人也会中毒。然后赶紧到医院去，有条件的话最好能把那条蛇带上，让医生来看一下这是什么蛇，因为被不同的蛇咬伤，所使用的抗毒血清是不一样的。

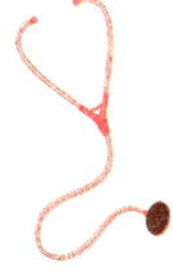

被猫、狗等宠物咬伤了怎么办

被咬伤后应该先作伤口处理。首先不要止血，让血流出来，然后用 20％的肥皂水或 0.1％～0.2％的苯扎溴铵（新洁尔灭）溶液反复冲洗 10～20 分钟，然后再用大量清水冲 10 分钟，最后涂上碘酒消毒，伤口不要包扎。随后立即到疾病预防控制中心及时、全程接种狂犬疫苗。一般来说，被咬的伤口越深而严重，部位越靠近头、面，就越危险，必须尽快注射狂犬疫苗和免疫血清。

什么是猫抓病

猫抓病就是指被猫的爪子抓伤，或者被猫舔了以后，猫身上一种特殊的细菌进入人体内引起的疾病。得了猫抓病之后，一般 2～3 个月可以自行恢复，也可以去医院进行适当的诊治，不必太过担心。

孩子被蚊子叮咬后应该采取哪些措施

如果孩子被蚊子叮咬，要小心及时地处理，可以给孩子涂抹些清凉油、白花油止痒；如果想效果更好，可以擦点带激素的软膏，如尤卓尔。不要让孩子用手抓挠叮咬产生的包块，以免抓伤感染。

孩子被蚊子叮咬后，家长要注意观察孩子的反应。如果发现孩子不停地打喷嚏，并用手抓挠皮肤，就应该仔细询问孩子，是不是皮肤很痒、鼻子难受等。如果症状明显，要给孩子服用抗过敏药物，并让孩子远离过敏源，适当休息。

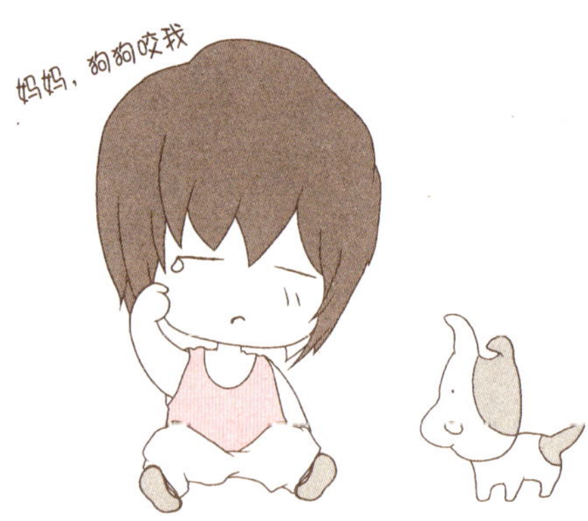

被蚊子叮咬有哪些危害

蚊子的唾液会携带病毒或病菌，导致疟疾一类的疾病。另外，蚊子会携带一种比较少见的真菌，如果通过皮肤进入人体内，会导致一种严重的真菌感染，此时要及时治疗，并且不要抓挠叮咬处。

在进行户外活动时，如何防止孩子被蚊子叮咬

首先应该做好防护，一定要穿长袖衣和长裤子，不要贪图凉快。小孩子皮肤很嫩，最好在脖子上也围一块围巾，以尽量减少皮肤暴露在外面的机会。另外，在出门时可以带一些白花油、清凉油，以减少蚊子靠近的机会。

宝宝被动物咬伤怎么办

宝宝被蛇、猫、狗等动物咬伤后，如果破皮流血，一定要尽快去医院进行救治。

6. 孩子意外伤害——眼外伤篇

答疑专家：金　姬（浙江省儿童医院眼科主任医师）

为什么儿童容易发生眼外伤

儿童眼外伤是小儿眼科中的常见疾病，不仅会严重损害儿童的视功能，而且会严重影响儿童的身心健康，给家庭、社会造成很大损失。我国儿童眼外伤占全部眼外伤的12.4%～40.4%，是儿童致盲的主要原因之一。

1～3岁的小儿由于刚学会走路，步态蹒跚，很容易跌倒，如果碰到桌椅的棱角、地面的石块或手里拿着的玩具等，就可能造成眼外伤。

少年儿童活泼好动，好奇心强，喜欢打闹，玩弄棍棒、剪刀、弹弓、针管及爆竹等。由于年幼，缺乏生活经验，对可能引发的伤害认识不足，自我保护及躲避伤害的能力差，因此儿童比成年人更容易发生眼外伤。

眼外伤具体分为哪几类

眼外伤主要包括机械性眼外伤、眼球穿孔伤、眼异物伤、眼部化学伤等。

对于不同的眼外伤，应分别采取怎样的急救措施

1. 机械性眼外伤。拳头、石块及球类的打击，跌撞，交通事故等是机械性眼外伤的常见原因。

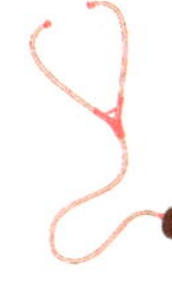

常见错误：马上热敷。如果是一般的眼睑淤血或出血，受伤后切不可按揉或热敷，以免加重皮下血肿。

正确做法：眼挫伤后应先行冷敷，每天 3～4 次；出血停止后 48 小时开始热敷，每天 3～4 次，每次 15 分钟。若出血的眼角有气肿，切忌擤鼻涕。如果发现患眼内有出血，或采取上述措施后疼痛不减轻、视力下降，就应该及时到医院进行全面的检查。

2. 眼球穿孔伤。穿孔伤大多由于儿童放鞭炮，以及由刀剪、弹弓、玻璃等直接刺伤引起，可造成眼内组织损伤甚至脱出。特别是一些异物造成的角膜穿孔伤，将大量细菌带入眼内，会发生眼内炎、全眼球炎甚至颅内感染而危及生命。发生这类损伤，应立即送往医院。由于穿孔伤常有眼内容物脱出的情况，此时很容易出现

一些急救误区。

常见错误：把内容物送回眼眶，或者用水冲洗。这两种方法都是不可行的，这样会加重损伤或引起感染。

正确做法：应用大小合适的盖子，经开水等消毒后，盖住脱出的伤眼并包扎，并迅速送医院急诊。同时，伤者应尽量避免颠簸及做低头动作，防止眼内容物进一步脱出。

3. 眼异物伤。眼异物伤也很常见。异物入眼后，伤眼有异物感、疼痛、畏光、流泪、视力下降、结膜充血等，严重的可有角膜穿孔。

常见错误：用手揉搓。这样会加重损伤。

正确做法：用消毒棉签蘸生理盐水轻轻地拭去异物，然后点抗生素眼药水。若异物较深不能除去，则应请眼科医生进行治疗。

4. 眼部化学伤。化学伤多因化学物品的溶液或气体接触眼部所致，可分为酸性损伤和碱性损伤两类。碱性损伤常由氢氧化钠、生石灰、氨水等引起，由于碱能溶解脂肪和蛋白质，使化学物质很快侵入深层眼内，后果较酸性损伤严重。

常见错误：捂住双眼，用手揉搓。

正确做法：无论酸、碱伤，都应争分夺秒地用大量清水或其他水源反复冲洗眼部。冲洗的时候应翻开眼睑，转动眼球，至少冲洗30 分钟；也可将伤者头部泡入盆中，反复睁眼、闭眼，将异物洗净。冲洗后应及时送往医院治疗。

怎样预防儿童眼外伤的发生

1. 对家长和学校老师等进行健康宣教，加强对儿童的安全教育，使他们懂得自我保护和爱惜眼睛。

2. 不要玩弄刀、针、剪、弹弓等物品。

3. 不要燃放烟花爆竹。

4. 不要敲砸雷管等危险物品。

5. 不要玩弄强酸、强碱等腐蚀性强的化学物品。

6. 不要太过靠近观看鸟类。

7. 进行打球、做游戏等活动时要注意保护眼睛。

8. 家长要注意放置和保管好一些容易伤及眼睛的物品，家具的利角要包好或用物品挡住，以免儿童撞伤。

7. 孩子意外伤害——居家伤害篇

答疑专家：杨一华（杭州市第一人民医院儿科副主任医师）

我国因意外伤害造成的儿童死亡占儿童死亡总数的 26.1%。

在人们的心目中，家庭应该是最安全的地方，然而资料显示，52%的儿童意外伤害发生在家庭中。家庭造成儿童意外伤害的主要危险因素是家长照顾不周、居室结构和布局不合理等。

孩子居家意外伤害有哪些

孩子居家意外伤害主要包括跌落伤、烧烫伤、锐器伤、误食等。

针对不同的意外伤害，家长应该做好哪些预防措施

1. 跌落伤。预防方法：① 可在家具的棱角（如桌角）处加装软垫，或者用厚布将棱角包起来。② 不要在地板上打蜡。如果家中的地板属于比较光滑的类型，则可以加装防滑地垫。③ 浴室的地板应该保持干燥并加装防滑垫，或在浴室中放置防滑拖鞋。④ 家中的地板如果高低不平，很容易造成宝宝重心不稳而跌倒，因此要尽量避免。⑤ 宝宝四五个月大时就会翻身，应该在婴儿床上加装护栏，以免宝宝不小心从床上跌落。此外，婴儿床围栏的间隔必须小于10cm，否则容易出现宝宝头部被卡住的情形。

2. 烧烫伤。预防方法：① 家中发生烧烫伤最常见的地方是厨房及浴室，所以不要让宝宝随意到厨房或浴室玩耍。② 餐桌上不要铺桌布，以免宝宝不小心拉扯而将餐桌上的热食打翻。③ 热

水瓶、电暖气片、电熨斗、电磁炉、微波炉等物品，应放置在宝宝无法拿到或碰到的地方，比如放在高处或靠桌子内侧的地方，以免发生烫伤。④ 在插座上加装保护盖，以免宝宝将手放到插座中玩。⑤ 放洗澡水时应先放冷水后放热水。另外，不要将宝宝单独留在浴室中。

3. 锐器伤。预防方法：① 家中的刀、剪、针等锐利物品都要放到孩子拿不到的地方；② 客厅不要放玻璃茶几和玻璃水杯，防止破碎后的玻璃片扎伤宝宝；③ 1岁多的孩子喜欢往桌子底下钻，

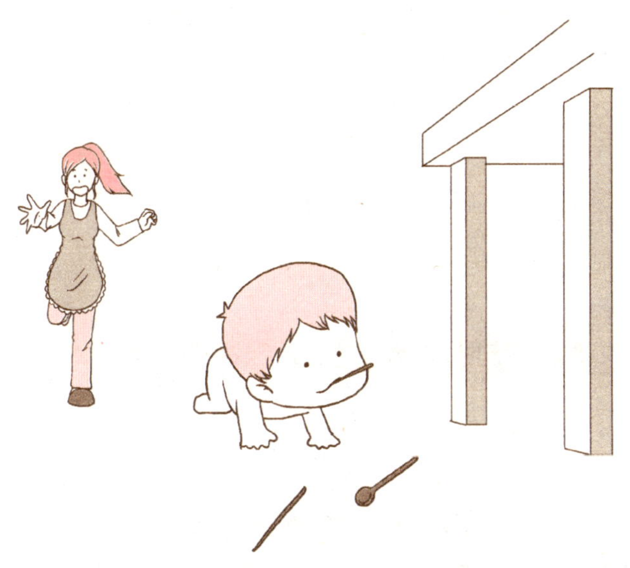

所以一定要检查桌子底下有没有露出的钉子尖，防止孩子把头扎伤；④ 要给孩子使用儿童餐具，不要使用刀叉和筷子，特别不要让孩子嘴里叼着筷子到处跑，以防止万一摔倒时筷子扎伤咽喉。

4. 误食。预防方法：① 小型的玩具或物品（如弹珠、玩具零件）应放在宝宝拿不到的地方，以免宝宝不小心误食而造成窒息。② 年龄较大的宝宝在吃有核的食物时要特别注意，以免不小心被呛住而无法呼吸。③ 将药品、杀虫剂、清洁剂这类含有毒性物质的产品放置在宝宝拿不到的高处或上锁的橱柜内，以免宝宝随手取得而误食。④ 有些植物如果不小心被误食，也会对人体造成不适，如水仙花会产生呕吐、万年青会造成声带肿胀等。因此，家中如果有盆栽要特别注意，必须放在宝宝不易接触的地方。⑤ 在选购各种宝宝用品时，应注意其材质是否安全。尽量不要选择涂有鲜艳色彩的玩具，因为其所使用的油漆可能含有过量的重金属，如铅、镉等。

宝宝发生跌落伤时，家长应如何进行紧急处理

当宝宝从床上坠地时，首先要注意其神志的变化，如有无昏迷。同时，要检查着地部位有无外伤，身体各关节部位能否活动自如。一般情况下，由于床铺低，婴幼儿体重轻、骨骼韧性好，不会造成致命性的摔伤。当有肢体淤肿变形，或出现呕吐、一时性

昏迷时，就一定要送到医院检查有无骨折或头颅损伤，以便及时处理。

宝宝坠楼则情况非同一般。即使宝宝能奇迹般地从地上爬起来，也应该送到医院详细检查，以排除内脏损伤，如肝脾破裂、肾挫伤等等。如果已发生昏迷、神志不清，一定要将宝宝放平，最好平卧在一块板上，头侧向一边，紧急送往医院。因为在脊柱骨折、头颅损伤、内脏损伤出血，以及失血性休克的情况下，抱的姿势会使脊柱弯曲，特别是途中颠簸震荡会加重脊柱的损伤；头高位会加重脑缺血、缺氧，对预后极为不利。若有创伤外出血，要用清洁敷料如口罩、清洁毛巾等加压包扎止血，尽快送到医院抢救。

孩子发生烧烫伤时，家长应如何进行紧急处理

1. 一度伤。烫伤只损伤皮肤表层，局部有轻度红斑，无水疱，疼痛明显。应立即脱去衣袜，将创面放入冷水中浸洗半小时。

2. 二度伤。烫伤已伤及真皮层，局部有红肿疼痛及大小不等的水疱。注意不要把水疱弄破，适当包扎后及时送医院。

3. 三度伤。烫伤已伤及皮下、脂肪、肌肉等处，创面呈灰白或红褐色。此时应用干净布包住创面，将孩子及时送往医院，切不可在创面上涂甲紫或膏类药物，以免影响病情的观察与处理。

8. 孩子意外伤害——饮食伤害篇

答疑专家：杨一华（杭州市第一人民医院儿科副主任医师）

哪些东西容易引起孩子误食

别针、曲别针、纽扣、纸片、棉签、各种瓜果蔬菜、塑料袋以及直径小于 3cm 的物品，都容易被孩子放进嘴里引起误食。

果冻、薯片、鱼肉、药丸等食品，如果孩子食用不当，很容易卡在喉咙里引起呛咳，严重的话还会导致窒息。

孩子不肯吃药时，家长可以给孩子灌药吗

强灌的过程当中很容易造成窒息，这也是孩子意外伤害中常见的，所以家长要正确引导孩子吃药，千万不能给孩子强灌。

孩子误食了腐败变质的食物会有哪些表现

如果孩子吃了腐败变质的食物，会引起消化道反应，比如恶

心、呕吐、腹痛、腹泻等，需要赶紧去医院就医。

如果孩子发生误食，在没去医院前，家长应采取哪些急救措施

可以让孩子吃一点中性的，并且可以中和一些药物性质的食物，比如纯牛奶。纯牛奶可以中和很多东西，也可以将一些有毒有害物质溶解在里面。

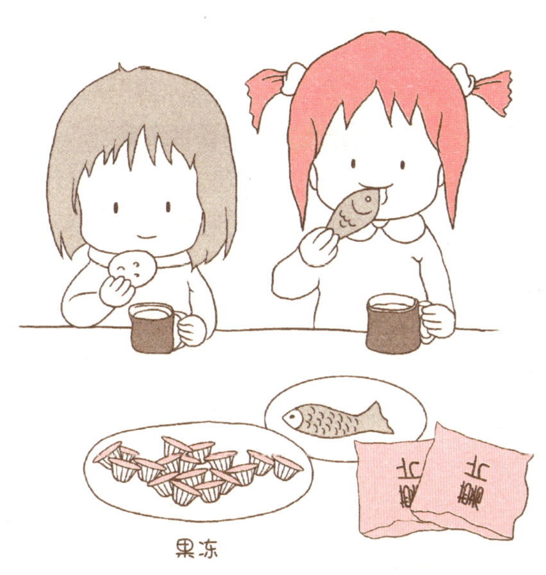

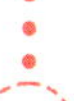

也可以大量喝水或喝一些色拉油、麻油等润肠食物，以帮助有毒物质排出。

哪些食物容易引起孩子噎着

果冻、珍珠奶茶、瓜子、花生，当孩子食用这些食物时特别容易噎住，严重的话甚至会引起窒息死亡。因此，在给孩子吃这些食物的时候家长应特别注意，或者尽量避免让孩子吃这类食物。

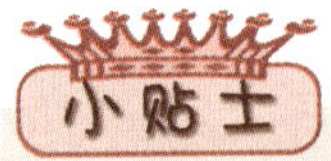

如何避免孩子的饮食伤害

孩子的好奇心强，又有猎奇心理，有时看到好玩的东西就会往嘴里放，例如五颜六色的药丸、洗发精、小玩具等，因此，家长要特别注意孩子的行为。

另外，最好不要用饮料瓶来装农药、洗洁精、醋等其他液体，以免孩子误食。

在吃东西时，家长要提醒孩子“食不言”，不要在吃东西时打闹、嬉笑，避免噎着、呛着。

9. 吃得好，也会营养不良吗

答疑专家：应爱娟（杭州市第一人民医院儿科副主任医师）
郎亚琴（杭州市第一人民医院儿科副主任医师）

什么是营养不良

营养不良在医学上有专门的定义，蛋白质、热量不足称之为营养不良，也就是说，碳水化合物或蛋白质摄入不足，会造成营养不良。现在较多孩子的营养不良不同于传统意义上的营养不良。孩子生长发育需要全方位的营养，主要的营养包括碳水化合物、脂肪、蛋白质、维生素、膳食纤维和矿物质，其中包括钙、铁、锌、钾、钠、铜、碘、氟等。各种各样的营养元素都需要均衡摄入，但是有的孩子由于饮食不均衡，造成某些营养元素的缺乏，就会导致营养不良。

营养素补充得过多，也会导致营养不良吗

钙在人体内的作用确实非常重要，它是构成骨骼、牙齿的重要

成分，而且对保持肌肉和神经系统的兴奋性特别重要；它还能维持心跳节律，参与凝血过程；它还是细胞内的第二信使，参与信号传导；同时，体内许多酶的活性都离不开钙。铁是人体需要量最多的微量元素，它是血红蛋白的重要组成部分，如果铁供给不足，血红蛋白的合成受到影响，就会发生贫血，医学上叫营养性缺铁性贫血，是儿童的一种常见病。锌也是人体需要量较大的微量元素，是200多种含锌酶的组成成分，也是酶的激活剂，以锌为主要成员的锌脂蛋白在核酸代谢和蛋白质合成中发挥着重要作用。微量元素在人体内的含量很少，其所起的作用却特别重要，但是过多或不适当地补充不仅不能促进孩子的健康生长，反而会出现其他营养物质吸收受阻等问题。因此，合理均衡的饮食是最好的营养素补充剂，单独且不适当补充某种微量元素（如锌、铁等）都将影响人体对其他微量元素的吸收和利用。

如何正确补锌

锌分布于人体内所有活细胞内，参与人体内大多数代谢活动，特别是在维持免疫功能方面起着重要作用。锌缺乏表现为食欲减退、易发皮疹、情绪不稳定、味觉异常、体重减退，甚至产生免疫功能抑制。贝壳类海鲜、深色肉（瘦牛肉、猪肉）、豆类、坚果、牛奶、鸡蛋等食物都富含锌。食用富含锌的食品时必须同时摄入充足的动物蛋白（如瘦肉、鱼等），因为动物蛋白能提高锌在人体内的利用率。如果仅仅是服用药物性锌制剂，未能同时摄入足量的动物蛋白，将不能取得很好的疗效。但是，其他营养元素的过多摄入，例如大量补钙、补铁都可影响人体对锌的吸收。同样，过多地补充锌制剂，也会影响人体对其他营养元素的吸收。最好的办法是给孩子提供营养丰富而均衡的食物。

如何健康有效地补充维生素 D

一般来说，天然的食物中维生素 D 的含量是比较少的。相对来说，配方奶、猪肝、蛋类中维生素 D 的含量要高一些。因此，补充维生素 D 需要服用人工合成的维生素片剂，多喝奶，多吃猪肝。另外，多晒太阳也是补充维生素 D 的好方法，因为我们的皮肤表面有一些物质，经过紫外线的照射以后会直接转变成维生素 D。

粗粮和细粮应如何进行科学搭配

主食主要保证碳水化合物的供应，南方以米为主，北方以面为主。粗粮和细粮的区别主要在于维生素和矿物质的不同，这些都是人体所必需的。我们不可能保证在每一餐中，所有的营养素都能摄入。建议以一周为界，每周保证有适当的粗粮摄入，例如小米、豆类、高粱等。一般每周 2～3 次，根据孩子的口味，将粗粮和细粮搭配在一起吃，例如小米粥、玉米窝头等。粗粮中含有膳食纤维，如果吃得太精细，膳食纤维不足的话，粪便量比较少，容易导致便秘。

如何检测孩子体内的微量元素

目前，通过微量元素检测，可了解你的孩子是否有某种元素缺乏。不同的医院和机构，检测微量元素的方法也不同。比较普遍的有用静脉血检测、采指血检测和用头发检测三种方法。

通常来说，用静脉血检测是最准确的，但对婴幼儿来说可能比较痛苦，所以最广泛使用的筛查方法是采指血检测。在孩子手指上取一滴血，利用原子吸收光谱法即可检测血中微量元素的含量。这种方法虽然方便，孩子的痛苦也小，但相对于静脉血检测来说准确性稍差。你也许还听说过用头发检测微量元素的方法，但是由于头发中微量元素的含量受头发清洁程度、发质、个体生长发育程度和环境污染等多种因素的影响，因此不能很好地反映孩子体内的微量元素状况。

需要注意的是，检测微量元素时最好空腹，因为餐后经胃肠消化吸收的各种营养素（包括微量元素）集中进入血液，此时检测到的微量元素水平并不能真实反映身体的储存情况；而空腹3～4小时后，血液中的各种成分比较稳定，这时所测的各种数值可以较真实地反映身体中微量元素的储存情况。

10. 含乳饮料能代替牛奶吗

答疑专家：冯慧川（卫生部国家健康管理师、培训师）

什么是含乳饮料

含乳饮料包括两大类：① 配制型含乳饮料：蛋白质含量不低于1.0%的称为乳饮料；② 发酵型含乳饮料：蛋白质含量不低于1.0%的称为乳酸菌乳饮料，蛋白质含量不低于0.7%的称为乳酸菌饮料。

含乳饮料可分为：① 中性乳饮料：以水、牛乳为基本原料，加入其他风味的辅料，如咖啡、可可、果汁等，再加以调色、调香制成的饮用乳，其中蛋白质含量不低于1.0%的称为乳饮料。② 酸性乳饮料：包括发酵型酸乳饮料和配制型酸乳饮料。前者是指以鲜乳或乳制品为原料，经发酵，添加水和增稠剂等辅料制成的产品。由于杀菌方式不同，又可分为活性乳酸菌饮料和非活性乳酸菌饮料。后者是以鲜乳或乳制品为原料，加入水、糖液、酸味剂等调制而成的制品。由于经过灭菌处理，其保质期比前者要长。

如何区分纯牛奶和含乳饮料

市场上的牛奶饮品形形色色，光从名称上看就有纯牛奶、鲜牛奶、酸奶、风味牛奶、含乳饮料等。其实这些牛奶饮品根据配料的不同，可分为纯牛奶和含乳饮料两大类。

1. 纯牛奶。纯牛奶也叫鲜牛奶、纯鲜牛奶，从产品的配料表上可以看到这种产品的配料只有一种，即鲜牛奶。鉴别纯牛奶的好坏主要看两个指标：总干物质（也叫全乳固体）和蛋白质。它们的含量越高，牛奶的营养价值就越高。另外，深受消费者欢迎的酸奶是用纯牛奶发酵制成的，因此酸奶也属纯牛奶。

2. 含乳饮料。从配料表上可以看出，除了鲜牛奶以外，含乳饮料一般还有水、甜味剂、果味剂等，而水往往排在第一位（国家要求配料表的各种成分要按从高到低的顺序依次列出）。按照国家标准，含乳饮料中牛奶的含量不得低于30%，也就是说，水的含量不得高于70%。因为含乳饮料不是纯牛奶做的，所以其营养价值不能与纯牛奶相提并论。

值得说明的是，有一些含乳饮料的包装上往往用大号字写着“活性奶”“鲜牛奶”等模糊名称，仔细看时，才会发现旁边还有一行小字——“含乳饮料”；个别产品连这个也没有，只在配料表上多了一项“水”，所以要仔细分辨。

含乳饮料能代替牛奶吗

含乳饮料的营养远远不如新鲜牛奶，虽然有的广告上宣传果汁饮料既能补充牛奶的营养，又能补充水果中的维生素，但其实还不如一个水果加一份牛奶。大多数含乳饮料的口感好，因为它们都是经过调味的。另外，含乳饮料中的添加剂非常多，如柠檬酸、酸味剂、增稠剂等，而蛋白质含量非常低，糖分很高，所以含乳饮料不能代替新鲜牛奶。

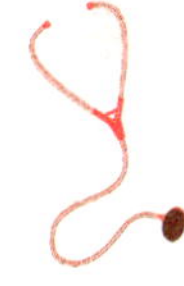

11. 酸奶和牛奶，哪个营养价值更高

答疑专家：冯慧川（卫生部国家健康管理师、培训师）

牛奶有哪些营养价值

新鲜牛奶的营养价值很高，主要有以下几点：① 牛奶中的钾可使动脉血管在高压时保持稳定，所以多吃牛奶可以减少患脑卒中的风险；② 牛奶可帮助阻止人体吸收食物中有毒的金属铅和

镉；③ 牛奶中的氨基酸能促进血清素大量增长；④ 牛奶中的铁、铜和卵磷脂能大大提高大脑的工作效率；⑤ 牛奶含钙量高，吸收好，而钙能强健骨骼和牙齿，减少骨骼萎缩病的发生；⑥ 牛奶中的镁能使心脏耐疲劳；⑦ 牛奶中的锌能使伤口更快愈合；⑧ 牛奶中的B族维生素能提高视力；⑨ 常喝牛奶能预防动脉硬化；⑩ 睡前喝牛奶能帮助睡眠；⑪ 牛奶中的纯蛋白含量高，常喝牛奶可美容；⑫ 牛奶含有钙、维生素、乳铁蛋白和共轭亚油酸等多种抗癌因子，有抗癌、防癌的作用。

什么是酸奶

酸奶是以新鲜牛奶为原料，经过巴氏杀菌后添加有益菌（发酵剂），经发酵后再冷却灌装的一种牛奶制品。目前市场上的酸奶制品多以凝固型、搅拌型和添加各种果汁果酱等辅料的果味型为多。

酸奶有哪些营养价值

酸奶能将牛奶中的乳糖和蛋白质分解，使人体更易消化和吸收；还能促进胃液分泌，提高食欲，加强消化功能。酸奶中的乳酸菌能减少某些致癌物质的产生，因而有防癌作用。酸奶还能抑制肠道内腐败菌的繁殖，并减弱腐败菌在肠道内产生的毒素。由于酸奶有降低胆固醇的作用，因此特别适宜高脂血症患者饮用。

牛奶和酸奶在功效上有哪些区别

酸奶是由优质牛奶经过乳酸菌发酵而制成的，本质上属于牛奶的范畴。酸奶保存了鲜奶中所有的营养素。在牛奶发酵的过程中，乳酸菌分解了牛奶中的蛋白质和乳糖，不但易于人体消化吸收，而且还能有效地抑制肠道内的细菌繁殖，有助于儿童大脑和神经系统的发育。

牛奶含有丰富的蛋白质、钙，具有安神助眠的功效，还可以补充钙质，促进大脑发育和铁的吸收，同时还有保护视力和胃黏膜、抑制肿瘤等功能。少年儿童每天喝牛奶 500 毫升，有助于生长发育；成人和老年人每天喝牛奶，可以补充钙质和蛋白质，有益身体健康。

牛奶和酸奶，哪个营养价值更高

牛奶和酸奶各有各的营养，不能单纯地说哪个营养更好。但是酸奶由纯牛奶发酵而成，除了保留鲜牛奶的全部营养成分外，在发酵过程中产生的乳酸菌还可产生人体所必需的多种维生素，如

维生素 B_1、维生素 B_2、维生素 B_6、维生素 B_{12} 等。

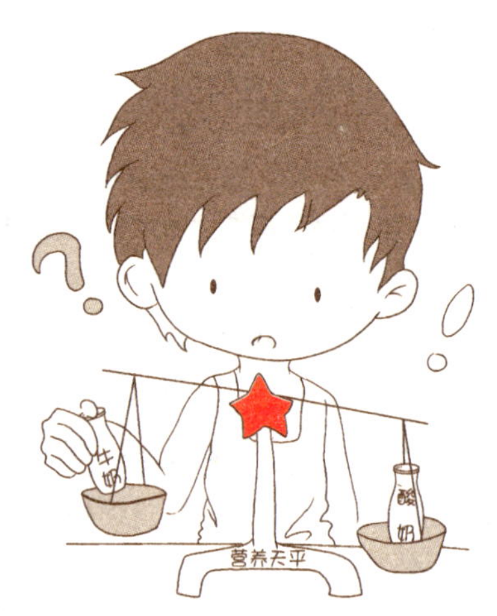

酸奶还是钙的良好来源。虽然酸奶的营养成分取决于原料奶的来源和成分，但是酸奶比原料奶的成分会有所提高，一方面因为原料的质量要求高，另一方面因为有些酸奶在制作中加入了少量奶粉。所以一般来讲，饮用一杯150ml 的酸奶，可以满足 10 岁以下儿童一天所需钙量的 1/3、成人一天所需钙量的1/5。另外，酸奶比牛奶更易吸收，因为发酵过程使奶中的糖、蛋白质有20%左右被分解成为小分子，如半乳糖和乳酸、小的肽链和氨基酸等。牛奶中脂肪的含量一般是 3%～5%，经发酵后，酸奶的脂肪酸可比原料奶增加 2 倍。这些变化使酸奶更易消化和吸收，各种营养物质的利用率也提高了。

对于乳糖消化不良的人群，吃酸奶后不会发生腹胀、气多或腹泻等现象。鲜奶中钙含量丰富，经发酵后，钙等矿物质都不会发生变化，但发酵后产生的乳酸可有效地提高钙、磷在人体中的利用率，所以酸奶中的钙、磷更容易被人体吸收。

酸奶的合理饮用

▲ 婴儿不宜喝酸奶。在现代家庭中，可常看到父母给婴儿喂酸奶，其实这种做法是不科学的。酸奶虽然能抑制病原菌的生长，但同时也破坏了对婴儿体内有益菌群的生长条件，还会影响正常的消化功能。

▲ 酸奶不宜空腹喝。适宜乳酸菌生长的 pH 为 5.4 以下，空腹时，人的胃酸较高，pH 常在 2 以下；饭后胃液被稀释，pH 值上升至 3.5。因此，空腹饮用酸奶，乳酸菌易被杀死，保健作用减弱，饭后 2 小时饮用效果较好。

▲ 酸奶不宜加热。酸奶中的活性乳酸菌对人体有益无害，它可分解鲜牛奶中的乳糖而产生乳酸，使肠道酸性增加，有抑制腐败菌生长和减弱腐败菌在肠道中产生毒素的作用。此外，酸奶中的活性乳酸菌还有增强胃肠消化能力的作用。经过加热煮沸后，不仅酸奶的特有风味消失，而且其中的有益菌也被杀死，营养价值将大为降低。

▲ 尽量选用原味酸奶。酸奶的品种和口味很多，市场上也经常能看见乳酸菌饮料，但这些酸奶都没有纯酸奶好。果味酸奶中食品香精和增稠剂比较多；乳酸菌饮料中的蛋白质只有酸奶的 1/3，更多的是糖分。所以，要尽量选择添加剂少、营养价值高的原味酸奶。

12. 如何正确给孩子补钙

答疑专家：朱云霞（杭州市第一人民医院儿科副主任医师）
张杨卿（杭州市第一人民医院中医科主治中医师）

怎样判断孩子是否缺钙

缺钙的孩子可以出现以下症状：不易入睡，不易进入深睡状态，入睡后爱啼哭、易惊醒，入睡后多汗；后脑勺处的头发被磨光，形成枕秃；有阵发性腹痛、腹泻、抽筋、胸骨疼痛；骨骼畸形，呈X形腿、O形腿、鸡胸；有厌食、偏食；白天烦躁，坐立不安；智力发育迟；出牙晚，10个月后才出牙，而且牙齿排列稀疏，不整齐、不紧密，牙齿呈黑尖形或锯齿形；头发稀疏，指甲灰白或有白痕；健康状况不好，容易感冒等。

应该从什么时候开始给孩子补钙

早产儿应提早在出生后2周内开始补钙。无论母乳还是牛奶，其中的维生素D含量均少，故从出生2周后就应每日添加维生素D400国际单位，促进钙的吸收。足月儿一般情况下应在满4个月添加辅食后开始补钙，建议一直补到2～3岁。

为什么天天补钙，孩子还是缺钙

如果你的孩子天天补钙后仍有缺钙的症状，请注意是否存在以下问题：

1. 补钙的剂量不够。很多家长在给孩子补钙的时候只知道孩子吃了钙，而不知道他吃了多少钙。补钙剂量不足不仅不利于孩子骨骼和牙齿的健康成长，使孩子忍受缺钙所带来的困扰，还会让孩子错过补钙的最佳时期，无法为骨骼储存更多的钙。因此，补钙一定要注意是否补够了量。

2. 维生素D的摄入量不够。维生素D可以帮助肠道内钙的吸收，促使钙在骨骼中沉积，减少钙从肾脏中排泄。缺少了维生素D，吃再多的钙也吸收不了多少，骨骼内就不会沉积更多的钙。所以，在春夏季节应让孩子多晒太阳，孩子的皮肤经日光照射后可以生成维生素D；秋冬季节日光照射不充足，在孩子户外活动少的情况下应注意额外补充一些维生素D，但每天补充的总剂量不宜超过800国际单位。

3. 膳食的影响。膳食中食盐含量较高或高蛋白食物过多会使钙从尿中的丢失增多;高脂肪饮食,富含磷酸、镁、咖啡因的食品也会影响钙的吸收与排泄;食物中的草酸、植酸也会影响钙吸收,因此在吃菠菜、茭白、竹笋等含草酸过多的食物时要用热水烫过后再吃。

4. 补钙、补铁、补锌的产品同时服用。这些产品同时服用会互相影响吸收,因此应分开服用。

5. 钙剂不宜与奶同时服用。补钙时不宜将钙片溶入奶中给孩子服用,因为过多的钙离子会使牛奶出现凝固现象;钙还会和牛奶中的其他蛋白结合产生沉淀,特别是加热时,这种现象就会更加明显。另外,奶制品含钙量较高,一次服用大量的钙,孩子不但吸收不了,反而会影响补钙的效果。因此,钙剂不宜与奶同时服用。

补钙时应注意哪些问题

1. 不要让钙遇见草酸。菠菜、雪菜、苋菜、空心菜、竹笋、洋葱、茭白、毛豆等蔬菜都含有大量草酸,草酸容易与钙元素结合而影响钙的吸收。所以,补钙期间最好把蔬菜放到热水中烫一下,或是在饭前 2 小时或饭后 3～4 小时服用钙制品。

2. 钙剂不要与主餐混吃。即使没有太多草酸,如果在吃饭时服用钙剂,还是会影响钙的吸收,因为混在食物中的钙只能吸收 20%。只要胃里面塞满太多的东西,补钙的效果就不太好。补钙要与早、中、晚餐间隔半小时以上,且不要跟奶混在一起。

3. 补钙要适量，不是越多越好。婴幼儿每天摄入的钙量应为400～600mg左右，如果补钙量大大超过以上标准，可能会引起便秘，甚至干扰其他微量元素如锌、铁、镁等的吸收和利用，还可能导致肾、心血管等器官组织发生钙沉积，产生肾结石的潜在危险等。

4. 维生素D和婴儿钙片应分开吃。真正缺钙的孩子很少，很多孩子真正缺的应该是维生素D。维生素D的作用是让钙从肠道充分吸收，同时保证体内的钙不会从尿里流失。婴幼儿每天摄入的维生素D量应达到400国际单位，如果维生素D的量不够，就会表现为缺钙；量太多了，又会产生维生素D中毒，引起各器官和血管钙化等表现。所以，婴儿应该吃不含维生素D的钙片，同时补充鱼肝油等维生素AD制剂（市售的这些制剂已有固定的每日建议用量）。含维生素D的钙片内维生素D的含量较少，也需再补充鱼肝油等维生素AD制剂，但这会使每天补充的鱼肝油量需要重新调整，使简单的事情复杂化。

5. 钙磷比例均衡可以减少钙的流失。正常情况下，孩子体内钙、磷两种矿物元素的比例是2∶1。换句话说，钙是磷的2倍。如果孩子的食谱恰恰是这个比例，那么钙的吸收利用率较高。实际情况呢？由于爸爸妈妈大多迁就孩子的口味，使孩子过多地摄入碳酸饮料、咖啡、汉堡包、比萨饼、小麦胚芽、炸薯条等食物，而这些食物都是磷的“富矿”，于是大量的磷涌入体内，使钙与磷的比例高达1∶10以上，即磷是钙的10倍。磷一旦多了，会把体内的钙赶出体外，导致缺钙。

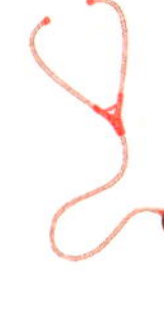

6. 补钙的同时要补镁。钙与镁如同一对好搭档，当两者的比例为2∶1时，最利于钙的吸收与利用。遗憾的是，家长往往注重给孩子补钙，却忘了补镁，导致孩子体内镁元素不足，进而累及钙的吸收。镁在坚果（杏仁、腰果、花生）、黄豆、瓜子（葵花子、南瓜子）、谷物（特别是黑麦、小米、大麦）、海产品（金枪鱼、鲭鱼、小虾、龙虾）等食物中较多。

7. 钙和锌不要一起补。钙与锌如果混合在一起服用，虽然锌不会干扰钙的吸收，但钙能降低锌的吸收率，故两者同用实际上只发挥了补钙的作用，补锌的功能因遭受抑制而无法发挥出来。奥妙在于两者会互争受体，造成了受体配比不合理，因而造成一种吸收多而另一种吸收少的后果。

13. 孩子能吃膏方吗

答疑专家：戴健行（方回春堂中医师）

什么是膏方

在中医理论里，膏方是一种具有高级营养滋补和治疗预防综合作用的中成药。它是在大型复方汤剂的基础上，根据人的不同体质、不同临床表现而确立不同处方，经浓煎后掺入某些辅料而制成的一种稠厚状、半流质或冻状剂型。其中，处方中的药物尽可能选用道地药材，全部制作过程操作严格，只有经过精细加工的膏方最终才能成为上品。

膏方在什么季节吃最好

1. 冬令进补。膏方，又有人习惯称其为冬令膏方。顾名思义，适宜在冬令季节里服用。

2. 时令调补。根据患者病情的需要，并严格掌握膏方的使用方法，不在冬令季节，同样可以服用膏方。

小儿能吃膏方吗

小儿根据生长需要可以适当进补，尤其是反复呼吸道感染、久咳不愈、厌食、贫血等体虚的患儿宜于调补。

如何防治膏方的不良反应

尽管服用膏方的对象不同，体质、病情不同，但总的要求是以平和为准，在“辨证论治”的原则指导下，针对个体，一般不会出现不良反应。但是，也有少数人服用膏方后会出现以下几种不适：① 滋腻呆胃，纳食减少，有的不思纳食，腹部胀满；② 齿浮口苦，鼻衄，面部升火，大便秘结；③ 第二年春夏时感到不适、厌食、困倦，入夏怕热，也有的出现低热、皮疹、齿浮、便秘等。

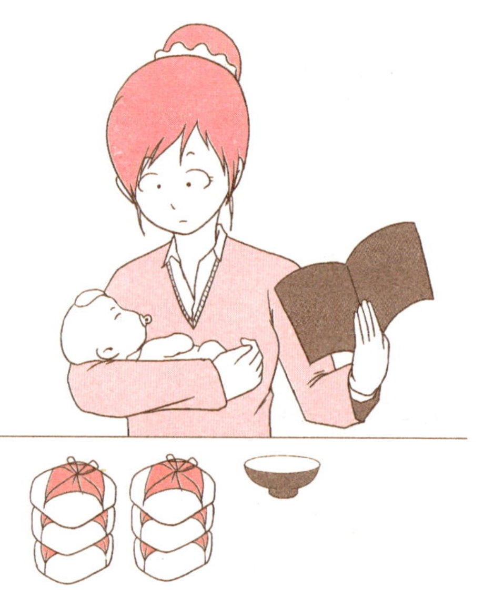

这些不良反应可以在刚开始服用几天时出现，也可能在第二年春夏季才出现。要防止这些不良反应产生，首先在服用“开路方”时要注意尽可能祛除湿浊，调整好胃肠功能。在服用几天后就出现不思饮食、腹胀时，应该暂停服用，改服 1～2 周理气和胃消导药后再少量服用膏方，慢慢增加。如见齿浮口苦、鼻衄升火时，可以把有清热泻火、解毒通腑作用的药煎好后放入膏方中一起服用，以纠偏差。

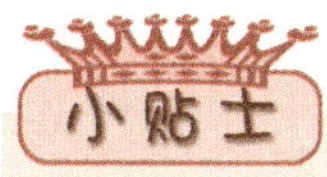

如何给儿童服用膏方

膏方是一人一方的，在吃之前需要经过中医的严格视诊，所以在给儿童吃膏方时也要遵照医嘱，在家长与医生沟通后再给孩子服用。

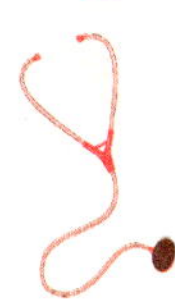

14. 你的孩子用药安全吗

答疑专家：郎亚琴（杭州市第一人民医院儿科副主任医师）

为什么孩子吃药（感冒药）总不见效

日常最常见的病症要数感冒发热了。一般情况下孩子刚开始感冒时，家长们会很细心地带着他来医院就诊，遵医嘱用药或打针。但久而久之，孩子感冒发热的次数多了，家长们认为这和以前的病症是一样的，索性就按照他们以往的用药经历去给孩子服药，但这时候孩子的病因变化了，感冒药就没有效果了。

日常用药的四大误区是什么

1. 乱用预防性用药。预防感冒是没有特效药的，即便我们常吃的板蓝根也不能从本质上来预防感冒，但它对于轻微的感冒确实有抗病毒、抗菌的作用。医生强调，板蓝根并不适合所有的孩子服用，因为它本身是中药成分，脾胃不好、体寒的人群不适合服用这类药物，长时间服用会伤及脾胃，并且有少数人会产生过敏反应。

2. 擅自使用抗生素。据权威资料显示，全国医院抗生素的年使用率已高达74%，而世界上没有哪个国家像中国这样如此大规模地使用抗生素。在英、美等发达国家，医院的抗生素使用率仅为22%～25%；而中国的住院患者中，抗生素的使用率高达70%，其中外科患者几乎人人都用抗生素，比例高达97%。

抗生素是用于治疗各种细菌感染或致病微生物感染的药物。在冬天，80%左右的孩子感冒都是由病毒引起的，而抗生素并不能抗病毒，所以用抗生素治感冒不但起不了作用，而且还会使孩子产生耐药性。

3. 滥用退热药。适当的体温升高可起到杀菌作用，用退热药是不恰当的。如果孩子的体温在38.5℃以下，就没有必要吃退热药；如果在38.5℃以上，就需要带孩子就医，也可选择服用适当的退热药物。

4. 使用成人药物。国内90%的药物没有儿童型，所以很多家长把成人的药物掰小喂给孩子吃。按世界卫生组织的说法，这等于在孩子身上做药物试验。虽然剂量减半，但仍存在风险，因为儿童机体的各组织器官尚未发育成熟，功能也不完善，服用成人药物后易产生不良反应。

15. 让孩子远离身边的毒物

答疑专家：杨一华（杭州市第一人民医院儿科副主任医师）

近年来，经常有媒体曝光某某婴儿用品出现问题，为家长们敲响了警钟。现代社会的孩子几乎每天都要接触化学毒素，包括他们吃下去的食物、接触到的东西，以及所呼吸的空气。那么，究竟哪些物品有毒？到底存在哪些毒素？孩子是怎样接触到这些毒素的？家长又该怎样预防孩子接触这些毒素或减少毒素对孩子的伤害呢？

孩子为什么特别容易受到有毒物质的伤害

首先，由于孩子接触毒物的量与他们的体重比例远远高于成人；其次，由于孩子比成人矮，相对于成人更接近地面，加上他们经常在地上玩耍，喜欢把手和其他东西放入嘴里；还有，就是孩子正处于发育期，受到毒害所造成的后果会更加严重。

有毒有害物质是由哪些因素决定的

决定化学物质有毒有害的因素归纳起来有以下几点：① 有毒有害物质的浓度或剂量；② 接触有毒有害物质时间的长短；③ 有毒有害物质的危害程度；④ 个人对有毒有害物质的认识；⑤ 个人接触有毒有害物质的频率；⑥ 个人的不同基因或感受程度。

总之，一个人在面对一种有毒有害物质的时候，如果毒物浓度高、毒性大，接触毒物的频率高、时间长，加上个体的认知差、基因差（感受强），那么这个人就非常容易受到有毒有害物质的伤害。

选择使用一次性尿布安全吗

一次性尿布中可能含有许多有害的溶剂，如甲苯、二甲苯、乙基苯、苯乙烯、异丙烯苯等，可能会造成呼吸系统受损。这些物质经过气化处理后使用在尿布中，小老鼠接触后会引起类似气喘的症状。许多尿布还会使用含氯漂白剂，虽然直接接触到氯并不会对幼儿造成立即的伤害，但是漂白物释出至空气中的戴奥辛会增加致癌的几率。

因此，专家建议用布尿布代替一次性尿布，或者使用不含氯的刺激性较少的一次性尿布。

塑料制品对孩子有哪些危害

有很多可爱卡通图案的塑料儿童餐具以及塑料奶瓶是许多父母购买时的首选，然而当我们用它们来盛热汤或泡牛奶时，就会使塑料中的双酚 A 溶到食物中。宝宝也会因为啃咬塑料玩具时接触到双酚 A，可能诱发性早熟，对宝宝造成伤害。

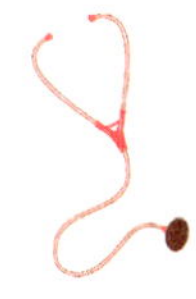

塑料材料中还含有很多其他的有毒有害物质，比如：

1. 聚乙烯对苯二甲酸酯（PET）。该类塑料制品多用于填装碳酸饮料、茶、果汁、饮用水、清洁剂、洗发精、食用油、化妆品等。因其耐热度只有 70℃，并且可能释放出致癌物 DEHP（邻苯二甲酸盐的一种），所以切勿长期使用。

2. 聚苯乙烯（PS）。未发泡聚苯乙烯主要应用于玩具、文具等，也常用于包装发酵乳品。发泡聚苯乙烯俗称“保利龙”，常用于作为包装家电等的缓冲材料，或作为具有隔热效果的冰淇淋盒、快餐店的咖啡杯、包装泡面的碗等。因其耐热度只有 80℃，所以不宜盛装过热的食物及饮料，否则有害物质可能会溶解在食物中，长期摄入会导致消化不良、胆结石以及肝系统病变等。

如何正确使用塑料制品

1. 勿将热牛奶长时间置放于塑料奶瓶中。

2. 尽量不用塑料制品进行微波。若要使用塑料微波盒，微波时间不宜太久。

3. 在超市购买的食品，加热时记得把外层塑料膜撕掉，以免毒物渗进食物中。

4. 绝对不要把食物放在塑料容器中加热，或是用热水、洗碗机、强效清洁剂来清洗。

5. 用其他较安全的材质代替塑料制品。

家里的哪些化学物品会对孩子造成危害

杀虫剂是指以预防、驱逐或是消灭生物为目的的化学药剂。按照这个定义，除了喷杀蟑螂、蚊子的喷雾罐属于杀虫剂外，防蚊液、除草剂、农药、除霉剂，甚至驱虫剂、消毒剂和宠物洗毛水也被认为是杀虫剂的一种。

家长们不会拿着农药或杀虫剂朝自己的宝宝身上喷去，但却会直接把防蚊液喷洒或涂抹在宝宝的手上、脚上。然而，当你对着宝宝喷洒防蚊液时，在避免了宝宝被蚊虫叮咬的同时，有可能也伤害了宝宝的神经及免疫系统。

另外，家里经常使用的樟脑丸（吸入或是接触后会产生过敏反应，使皮肤及眼睛感到刺痛、灼热）、除霉剂（具有腐蚀性，误食后会灼伤喉咙）、家具蜡（接触后会刺激眼睛、皮肤与呼吸系统，误食后会造成恶心呕吐）等物品也含有很多化学成分，会对宝宝造成很大的伤害。

如何让孩子远离杀虫剂的危害

1. 尽量少用杀虫剂。如果必须使用，要认真按照说明书的指导正确使用。

2. 在使用杀虫剂前，移开食品、盘子、玩具等，使用时保持室内空气畅通。

3. 在门口放置脚踏垫，进门前先擦掉鞋底的泥土，以免让残留在鞋底泥土中的杀虫剂进入家中。

4. 用湿布擦干净家中的尘土，因为尘土中也可能含有杀虫剂。

5. 尽量购买应季的本地有机蔬果。

化学品中毒的确有其恐怖的一面，但是在中毒与否的判断上一定要趋于理性，如果对这个问题额外地增加心理负担，就会影响我们的生活质量，使我们时时生活在恐惧中。

16. "铅"万别大意

答疑专家：朱云霞(杭州市第一人民医院儿科副主任医师)

近年来，随着我国工业化、城市化进程的不断加快，汽车数量显著增加，工业铅污染的大量排放，儿童铅中毒的问题日益突出。我国是世界上人口最多的国家，0～14 岁的少年儿童约有 3 亿，其中对铅毒性作用敏感的人群(6 岁以下儿童和孕产妇)约有 1 亿～2 亿，因此，铅超标越来越受到政府和公众的关注。

什么是血铅

铅是一种具有神经毒性的重金属元素，在人体内无任何生理作用，所以理想的血铅浓度应为零。然而，由于环境中铅的普遍存在，绝大多数人体中均存在一定量的铅。若体内的铅含量超过一定的水平，就会对健康造成损害。因为铅是已知毒性最大、累积性极强的重金属之一，长期在体内蓄积，会严重危害神经系统、造血系统及消化系统，对婴幼儿智力和身体发育的影响尤其严重。儿童铅吸收率高达42%～53%，约为成人的5倍，而排铅能力只有成人的30%，因此，儿童最容易发生铅中毒。

血铅是指血液中铅元素的含量。如果血铅含量超过了正常值，就提示发生了铅中毒，会引起机体神经系统、血液系统、消化系统的一系列异常表现，从而影响人体器官的正常功能。

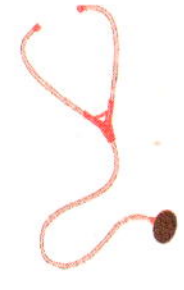

外界环境中哪些因素对儿童铅超标有影响

在实际生活中，儿童接触到铅的几率很大，比如松花蛋、罐头食品以及薯片、爆米花等膨化食品，以及生长在马路边的粮食和蔬菜；一些彩印的食品外包装也可能含铅；家庭生活中有油彩的餐具，装修时用的涂料、油漆，还有报纸、废旧电池、金属拉链，以及孩子们使用的铅笔、蜡笔、颜料、彩色积木等，都有可能含铅。另外，汽车尾气、染发剂、增白化妆品、吸烟的环境中，含铅量也相对较高。家长们应该引起注意，让孩子远离这些铅污染源。

血铅对人体有哪些影响

1. 血铅<99μg/L，相对安全。

2. 血铅100～199μg/L，血红素代谢受影响，神经传导速度下降。

3. 血铅 200～499μg/L，铁、锌、钙的代谢受影响，出现缺钙、缺锌、血红蛋白合成障碍，会有免疫力低下、学习困难、智商水平下降或体格生长迟缓等症状。

4. 血铅 500～699μg/L，可出现性格多变、易激怒、多动症、攻击性行为、运动失调、视力和听力下降以及不明原因的腹痛、贫血和心律失常等中毒症状。

5. 血铅≥700μg/L，可导致肾功能损害、头痛、惊厥、昏迷甚至死亡。

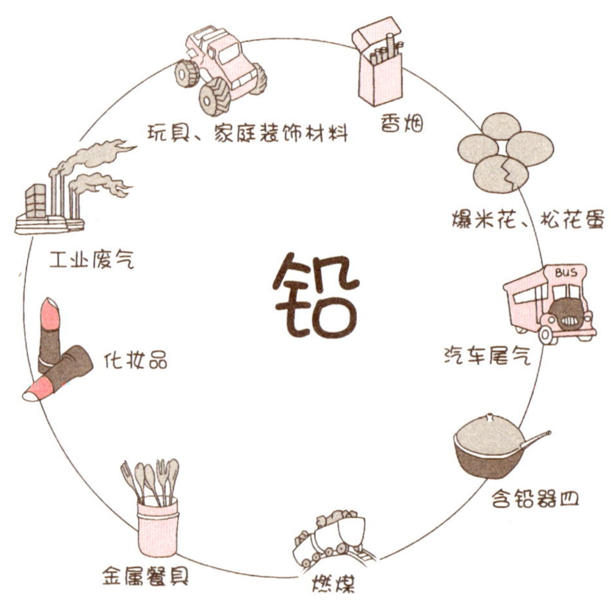

什么是儿童铅中毒

铅通过呼吸道和消化道吸收入血后，对机体的影响是全身性的和多系统的。根据临床表现的存在与否，儿童铅中毒分为症状性铅中毒和无症状性铅中毒（亚临床型铅中毒）两种。

铅中毒主要影响儿童的智力行为发育和体格生长，由于缺乏足以引起家长和儿科医生注意的临床表现，往往容易被忽视，待发现时，铅的毒性作用已难逆转。铅中毒隐匿渐进的病理特点使其对儿童健康的危害性更大，因此，儿童铅中毒成为研究的重点。除此之外，铅中毒还会对人体的神经系统、血液系统、心血管系统、泌尿系统等造成很大影响。

排铅的食物有哪些

1. 含丰富维生素 C 的食物。维生素 C 与铅结合能生成难溶于水而无毒的盐类，随粪便排出体外。维生素 C 广泛存在于水果、蔬菜及一些植物的叶子中，带酸味的蔬果，如番茄、橘子、柠檬、石榴、山楂、猕猴桃以及酸枣中维生素 C 的含量最丰富；苹果、草莓、鲜辣椒、卷心菜、蒜苗、菜花等也含有维生素 C。

2. 含丰富蛋白质、钙和铁的食物。蛋白质、钙和铁可取代铅

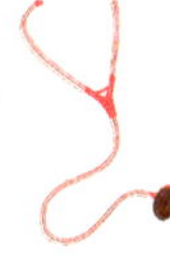

与组织中的有机物结合，加速铅代谢。含优质蛋白质的食物有鸡蛋、牛奶和瘦肉等；牛奶、奶酪等含有较多的钙，是人体所需钙的主要来源；含铁丰富的食物有动物血、肝脏以及红色的肉等。

3. 其他。水果中的果胶有抑制铅吸收的作用，酸牛奶可刺激胃肠蠕动而减少铅吸收，所以也应适当让孩子多吃些。

17. 孩子口吃怎么办

答疑专家：徐人燕（杭州市第一人民医院儿科主治医师）

什么是口吃

口吃是一种言语节奏上的紊乱，表现为说话的时候不由自主地重复、发音延长或者中断。口吃会使孩子不能表达清楚他本来想表达的内容。

口吃会遗传吗

根据研究，口吃有一定的遗传因素。一般来说，在65%的口吃儿童家庭中可以发现口吃患者。

什么时候最容易发生口吃

对于儿童来说，各个年龄段都有可能发生口吃，比较多见的是2～4岁这个年龄段。一般来说，学龄前和学龄期都会发生口吃。有10%的孩子在语言发展中会一度产生口吃现象，但50%～80%的孩子会随着语言学习能力的提高而慢慢自愈。

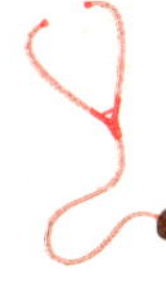

造成孩子口吃的原因有哪些

造成孩子口吃的原因有很多。第一种是神经因素，就是孩子的左右脑功能失调引起的。第二种是心理因素，可能是孩子生活上某些特殊的经历造成某种心理障碍引起的。第三种是遗传因素。第四种是后天习得的，这是由于孩子在语言发展阶段，语言技能不完善，容易受旁边的有口吃的人的影响，在模仿中变成了口吃。第五种是由于父母要求过严，对孩子造成心理压力，语言表达跟不上思维的速度以致口吃。第六种由于家长强行纠正孩子的左撇子习惯，造成语言控制优势大脑半球功能紊乱，引起口吃。

如何预防口吃

1. 为孩子营造良好的语言环境，耐心和孩子沟通，尽量不要用过多的叠词、病句。

2. 要在轻松的游戏环境中让孩子自然而然地提高语言能力，唱儿歌、念古诗都是很好的方法。

18. 孩子是左撇子，是喜还是忧

答疑专家：郎亚琴（杭州市第一人民医院儿科副主任医师）

左撇子是先天形成的还是后天养成的

左撇子在医学上被称为左利手。左利手也好，右利手也好，都是指先天的一种状态。但是在后天的过程中，可能有些人为的因素，像家长教育、学校教育，在孩子下意识地用左手去吃饭、写字的时候，家长和老师会批评指正，让孩子习惯用右手，那就会把他纠正过来，从左利手变成右利手。所以，先天和后天两个因素对左撇子的形成都有影响。

左撇子更聪明吗

不能说左撇子更聪明，只能说他有一定的优势所在。因为人的右手是左脑控制的，左脑控制的是人的逻辑思维、语言中枢等方面的能力，多用右手，这些方面就会好一些。左手是右脑控制的，右脑控制的是人的运动、音乐、绘画等方面的能力，如果不断地用左手的话，那么右脑在不断的良性刺激下，其功能就会相对来说好些，艺术方面的优势也就大一些。如果左手、右手都很会用，那才是真正的聪明。

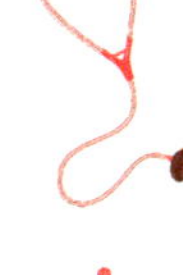

左撇子的寿命比惯用右手的人短吗

2006 年，美国的一位科研人员在过去 9 年间对 5743 人的死亡率进行了研究后发现，左撇子比惯用右手的人寿命要短，死亡的几率更高。这位名叫李·艾利斯的教授发现，惯用右手的人的平均寿命为 68.7 岁，而左撇子的平均寿命却只有 65 岁，但造成这种平均寿命差异的生理原因目前仍没有一个确切的说法。一种理论认为，这种寿命的差异是因为左撇子生活在一个专为惯用右手的人设计的世界里，因此他们更容易发生各种意外。作为左撇子的艾利斯教授却认为，这种差异要从人体的神经与生理方面来解释。艾利斯教授指出："看起来惯用左手的人与惯用右手的人在神经与生理方面的确有些不同。"艾利斯教授的研究表明，那些寿命偏低的左撇子只是通常意义上的惯用左手，而那些极端的左撇子，即干一切事情都需要用到左手的人，他们的平均寿命却能够达到 67.4 岁，与惯用右手的人基本相同。寿命最长的人要算那些左手、右手都善于使用的人，他们的平均寿命可以达到 69.7 岁。

很多科学家已经对这个研究结果产生质疑，因为这个研究过程不够科学和严谨，挑选的样本也有一定的局限性。因此，关于左撇子的寿命比惯用右手者短的问题，还不能简单地作结论。

左撇子更容易得自闭症吗

自闭症有它的诊断标准，但所有的诊断标准里面都没有提到左撇子这一点。某些研究发现，自闭症患者有半数以上是左撇子，这是为什么呢？因为正常人群当中，可以通过后天的教育或者纠正，把左利手改成右利手，而自闭症患者是有交流障碍的，他们沉浸在自己的世界里，兴趣狭窄，动作刻板，父母老师跟他讲道理和对他的行为进行纠正，效果都不大，使他无法改正过来。所以，自闭症儿童当中，左撇子的概率可能要高一些。

如果孩子是左撇子，家长该如何引导和对待

发现孩子是左撇子，家长不用强制性地去纠正，但是不要放弃用任何一方的手。如果孩子一直在用左手，我们可以鼓励他多用用右手，或者说右手用多了可以鼓励孩子用左手去进行一些锻炼。很多活动都是需要双手一起配合、协调完成的，只有左右手同时锻炼，左右脑同时开发，孩子各方面的能力发展才会更平衡。

XINLI JIANKANG

心理健康

孩子的内心**脆弱而敏感**，需要父母的**呵护和理解**。孩子会怕黑，会依恋毛绒玩具，会叛逆，会网络成瘾，这些行为的背后都隐藏着内心的种种渴望，作为父母，你读懂了吗？

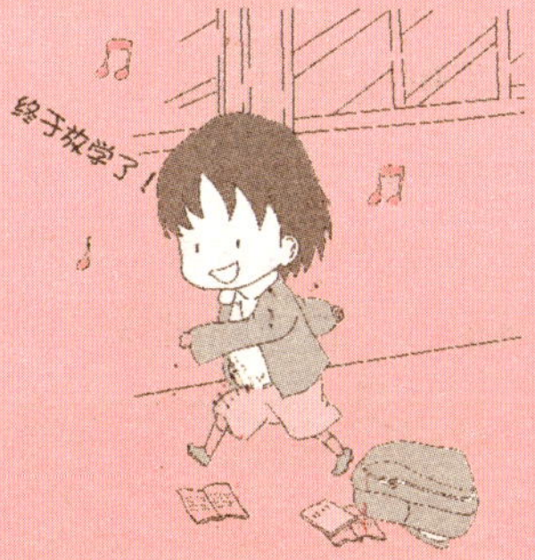

1. 赶走宝宝心中的恐惧

答疑专家：郎亚琴（杭州市第一人民医院儿科副主任医师）

害怕和恐惧是人的本能情绪之一，这种本能情绪从宝宝一出生便如影随形般开始了。绝大多数妈妈会发现自己的宝宝怕黑、怕陌生人，甚至怕水、怕动物。宝宝为什么会恐惧这些在成人看来非常安全的事物？让我们透过宝宝胆小的表面，探寻他们更深层的心理根源。

宝宝为什么怕打针

对宝宝来说，打针算是一件最实实在在的痛苦事，在那小小的针头戳进皮肤的一刹那，几乎所有的宝宝都会放声大哭。从此，只要一看到针管、针头，甚至看到穿白大褂的医生和护士，宝宝都会感到无比恐惧。这种恐惧的根源，一方面来源于肉体的疼痛，另一方面来源于心理的因素。

其实，宝宝害怕疼痛、害怕打针是很正常的现象，父母可以适当减少宝宝的这种恐惧。比如可以买一套医生的玩具送给宝宝，玩具里有听诊器、体温计、针头、针管，然后告诉宝宝，当他心爱的玩具娃娃生病时，他可以自己动手给娃娃量体温、听心跳、打针。这样，就可以让宝宝在游戏中接受和熟悉这些医疗器械，从而减少对打针的恐惧感。

宝宝为什么怕响声

较小的宝宝都会比较害怕听到响声。比如听到打雷声、鞭炮声、警笛声等，宝宝会因为受到惊吓而哭泣。这是因为 1～6 个月的婴儿对声音是比较敏感的，较大的响声会使宝宝产生恐惧感。

当宝宝因为噪声的刺激而哭泣时，父母应该马上抱起他，给予足够的安抚，避免让宝宝连续接受令他们恐惧的噪声的继续强化。当宝宝长大一些后，为了消除宝宝对较大噪声的恐惧，可以给宝宝解释各种较大强度的声音如雷声、汽车警报声等等是如何发生的，并用温柔的话语安抚宝宝，同时可以不时地让宝宝接触这些声音，消除因为陌生感而引发的恐惧。

宝宝为什么怕水

怕水是较小的宝宝会产生的一种现象。很多父母会有这样的经验，每当给宝宝洗澡时，他会挣扎，会哭泣。这是因为，虽然宝宝出生前是生活在子宫羊水的环境里，但是出生以后，他已经习惯了成人的拥抱和温暖的床，对水难免会感到不习惯和陌生。尤其是妈妈给宝宝洗澡的时候，犹如是对宝宝做一件他根本不熟悉的事情，这种环境对他来说是不安全的，因为宝宝会害怕失去妈妈的怀抱。但是等宝宝稍大些，他可以意识到这不是和母亲分离，而只是一项活动，那么便可以慢慢地把兴趣转移到在水中玩乐的乐趣中了。

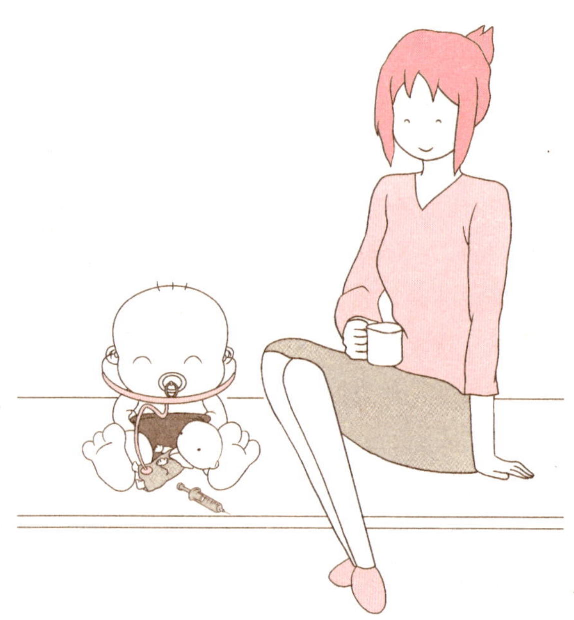

不要对婴儿的怕水做出过度反应，要知道，父母的大惊小怪和惊惶失措都会增加宝宝的惶恐不安。父母可以在宝宝面前先用手在水里游戏一番，表现出对水的兴趣。重要的是，在给宝宝洗澡时应该边抚摸宝宝，边用温和的语言跟宝宝说话，或者让宝宝感觉你是紧紧跟随在他左右的。如果宝宝长大一些仍然表现出对水的恐惧和排斥，那么可以让宝宝先从站在盆边玩水开始，逐渐让宝宝到盆里去玩；也可以将各种有趣的玩具放在水盆里，以吸引宝宝的注意，弱化他的恐惧倾向，使他逐步克服怕水的情绪。

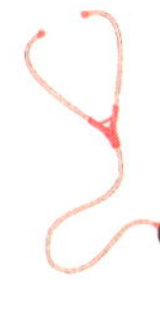

宝宝为什么怕高

6～9 个月的宝宝已经对高度有了一定的感知，所以他们对高度也会产生恐惧。到了 9 个月，宝宝一般都可以翻身和爬行了，但这些运动能力的掌握不足以使他们应付对高度产生的恐惧，因为他们对高度的恐惧几乎是天生的。随着宝宝年龄的增长、身体控制能力的增强，这种恐惧感会慢慢消失。

在婴儿期，父母应该避免让宝宝面临这种高度恐惧，尽量让宝宝待在安全的环境里。等宝宝稍大一点后，可以告诉宝宝一些安全知识。对于胆小的女宝宝来说，走平衡木是一件困难的事情，虽然那个高度是很安全的。这个时候，父母要让宝宝多尝试，并在一开始的时候在宝宝身边，以保证她的安全。这样，以后宝宝自己就可以安全地尝试各种安全高度范围内的活动了。

宝宝为什么怕和妈妈分离

这是宝宝与看护者分离所产生的焦虑,高峰出现在18～24个月之间,而且是宝宝极为普遍的反应。这个阶段的宝宝特别害怕和妈妈分离,有的宝宝会因妈妈的短暂离开而哭闹不停。因为母亲和宝宝之间还没有完全建立安全的依恋关系,宝宝总是担心妈妈一走就不会再回来了,而且妈妈不在身边的时候,宝宝也会觉得不安全,甚至会出现恐惧情绪。和妈妈建立了安全依恋关系的宝宝,在妈妈离开时,分离性焦虑和恐惧明显减轻了很多,他们知道妈妈会回来,在妈妈离开期间会做自己有兴趣的事情。

解决宝宝这一恐惧的关键在于建立安全的亲子依恋关系。比如,在婴儿期时,妈妈要及时关注宝宝,对宝宝的需求(因为还未发展语言,所以一般以哭来表示各种需求)要及时满足,而且要尽可能多地给宝宝拥抱和爱抚,以增强母子感情和宝宝对妈妈的信任感。宝宝1岁后,妈妈在离开前要事先跟宝宝说明,而且尽量在许诺的时间内回到宝宝身边。在学龄前也可以训练母子分离,比如一开始先短时间分离,然后再逐渐拉长分离的时间,但一定要在向宝宝保证的时间内回来,以增强宝宝的安全感。

宝宝为什么怕陌生人

6～9 个月左右的宝宝就可以分辨父母、家人和陌生人了。宝宝对陌生人普遍有恐惧感，因为新奇陌生的人和物对宝宝也是一种刺激。在不同的场合，不同个性气质的宝宝对陌生人会有不同的表现。一般胆小内向的宝宝会比较害怕陌生人，在不熟悉的场合或者熟悉的人不在身边时，宝宝面对陌生人会不知所措，于是就会通过哭泣和躲避来发泄自己害怕、害羞的情绪。

如果家中有客人来访时，可以事先告诉宝宝有客人要来，让宝宝有个心理准备。对宝宝与陌生人的接触保持警觉，尽可能抱着宝宝，与宝宝有部分身体接触或者出现在宝宝的视线范围内，以增强宝宝的安全感，这样宝宝才可能对陌生人产生兴趣并作出愿意接触的姿态。

宝宝为什么怕黑

从心理学的角度来看，宝宝怕黑是非常正常的现象。因为 3 岁前的宝宝普遍存在一种独特的心理现象——泛灵心理，即会把所有的事物都视为有生命和有意向的东西，这种心理现象的负面表现就是宝宝会对黑暗产生丰富的联想和惧怕。他们很难区分现实与虚构，于是往往把画册、影视、故事里经常在黑暗中出现的鬼怪、猛兽、机器人的情节或形象与现实生活混淆。再加上有的父母采用了一些不正确的教育手段，如“宝宝不听话，晚上就让鬼怪捉去”等威吓的语言吓唬宝宝，甚至把宝宝关在黑房间里作为惩罚的手段，结果导致宝宝对黑暗产生恐惧。

如果宝宝怕黑的程度很深，父母就在晚上陪伴在宝宝身边，直到他睡着，并在宝宝的房间里亮一盏小灯。等宝宝稍微胆大一点了，父母可以帮助宝宝克服害怕黑暗的心理，比如晚上领着宝宝在黑暗的房间里做找东西游戏，这样可以让宝宝在游戏中忘记黑暗带给他的恐惧，让他在黑暗中逐渐壮胆。

宝宝为什么怕动物

有的宝宝可能因为成长经历中有过被动物玩具或真实动物伤害的经历，所以会特别害怕某一种或几种动物；有的宝宝则是因为被父母平日的恐吓，如“宝宝不乖乖吃饭就会被隔壁的猫咪叼走”等话而产生对动物的恐惧。这时的宝宝正处于智力迅速发育阶段，思维很活跃，想象力也很丰富。在他们看来，可爱而友善的小动物随时可能变成吃人的怪兽，所以他们在面对动物时会有一种威胁感。

首先，父母在教育中不要有任何威胁恐吓宝宝的话，避免让宝宝遐想出动物的凶残。其次，可以给宝宝买一些小动物的绒毛玩具，比如小狗、小猫等，让宝宝先接触玩具，然后再接触活生生的小动物。等宝宝胆子大一些后，可以和宝宝一起尝试给小动物喂食，观察小动物玩耍、睡觉等习性，在宝宝感觉足够安全的情况下再让他试着去抚摸(不要强迫，如果宝宝不愿意不必勉强)。还可以买一些关于动物的碟片和宝宝一起欣赏，说不定从此会激发宝宝对小动物的热爱和兴趣哦！

2. 你家宝宝恋物吗

答疑专家：郎亚琴(杭州市第一人民医院儿科副主任医师)

宝宝为什么会恋物

宝宝恋物是一种成长过渡期的依恋行为，是宝宝从完全依恋转为完全独立的过渡期间所产生的行为。宝宝产生依恋行为的时间绝大多数发生在 6 个月～3 岁之间，其恋物表现在 2 岁时最为强烈。

孩子恋物就是恋物癖吗

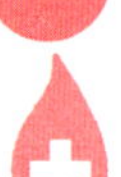

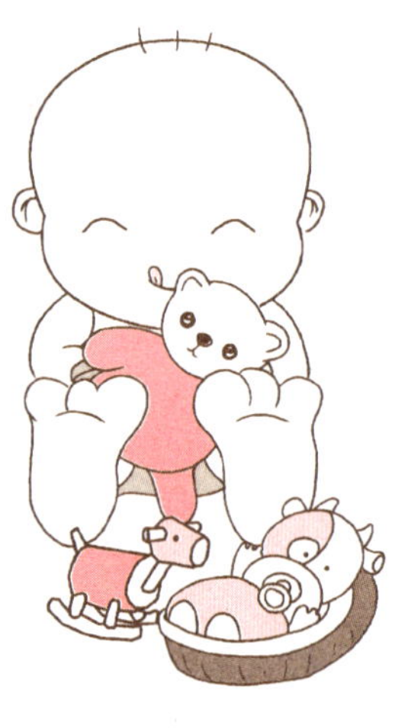

孩子依恋某个物品这一行为并非恋物癖，而是在婴幼儿时期的一种比较正常的行为。很多孩子都会把玩具或被子当做最好的朋友，如果这些东西丢了或找不到了，孩子会感到非常难过和焦虑，甚至会睡不着觉。因为这些东西对孩子来说意味着安全，是他们的安全物。

恋物癖是一种心理疾病，患者多为成年人，通常起自青春期，而且是把无生命的物品作为性活动的对象引起性兴奋。恋物癖几乎都出现在男性身上，所恋物品大都是女性的贴身衣物，如内裤、胸罩之类的东西，与孩子对某一物品的依恋完全不是一回事。

如何戒除宝宝的恋物习惯

父母不要对宝宝的恋物习惯感到奇怪，因为宝宝眷恋他朝夕相处的物品属于正常现象，千万不要让宝宝觉得自己的举止是不对的。家长可以参考以下渐进式戒除方法，切忌强制性戒除：

1. 小布块随身带。在旧棉被上取一块布料，让宝宝带在身上，这个方法尤其适合已上幼儿园的宝宝。

2. 多买一件。无论是毛巾、小棉被还是小枕头，当发现宝宝有特别依恋的现象时，不妨把一模一样的东西多买一件，方便替换清洗，维持基本的卫生清洁。

3. 多找替代品。用其他宝宝感兴趣的东西来转移其注意力。如果宝宝喜欢的东西太多，宝宝的恋物习惯就难以维持，也就更难对某一件物品保持强烈的依恋行为。

孩子恋物的原因

孩子恋物，父母不妨多多审视一下自己的育儿方式：① 孩子很小就和父母分开，长期见不到父母；② 孩子平时主要是老人或保姆带，与父母相处的时间太少；③ 与孩子身体亲密接触的时间太少；④ 孩子与外界接触太少；⑤ 不懂得或不注重孩子精神力量的培养等。

3. 宝宝看电视，是早教还是伤害

答疑专家：朱云霞（杭州市第一人民医院儿科副主任医师）

宝宝看电视过久会对身体造成哪些伤害

电视不仅有辐射，而且光线变换特别快，对宝宝的眼睛不利。幼儿的视网膜要到12岁才能发育完善，在此之前都应该尽量少看电视。

电视的声音对成人可能正好，但是对婴儿来说就偏大了，会极大地影响他们的听力。另外，电视发出的是一种机械的声音，如果听得多了，宝宝对平常人的声音就不敏感了，会影响今后和父母的交流。所以，对宝宝来说，电视还是不看为好。可以让宝宝听音乐或故事，最好家长和宝宝多多沟通，多和宝宝说说话。虽然几个月大的宝宝可能暂时听不懂大人说的话，但尽早建立语言与动作的联系，发展宝宝的语言理解能力，让宝宝尽早学会说话，对宝宝的发育非常有好处。

宝宝看电视，是早教还是伤害

比较行为学之父拉特·Z·罗伦兹博士认为，人在出生后6个月内所见所闻的学习经验(光、声音的学习经验)会成为成长之后行动的基础。如果让婴儿太早接受过强的光及声音的刺激，婴儿的大脑会对机械的声音产生反应，对于母亲和其他亲人的声音反而没有反应了，这是造成自闭症的一大原因。他认为，电视对于头脑还在发育的宝宝来说，尤其是对0岁、1岁、2岁的小儿会产生完全的破坏作用。

电视会剥夺孩子的思考力，因为看电视需要的只是孩子的被

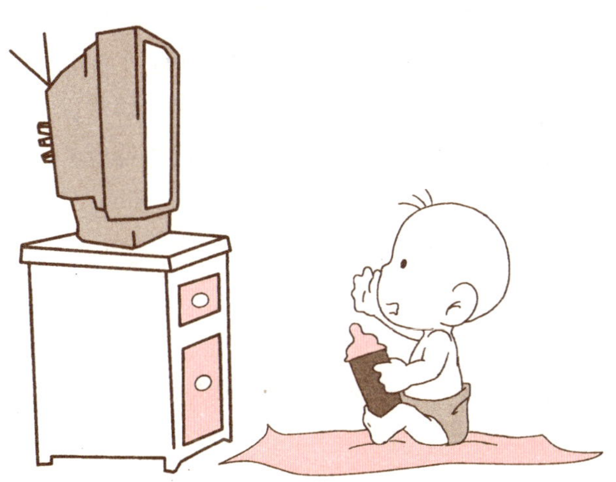

动注意力，孩子在看电视的认知学习中会变得不再爱动脑筋。沉迷于电视的孩子在生活中缺乏主动性，对电视的过度关注让他们忽略自己的玩具和小朋友，守在电视机前看那些并不适合他们的节目，不愿意和其他人交流，从而出现电视自闭症。

在宝宝的不同阶段，应该如何看电视

现在多数家庭的生活离不开电视机，让不让宝宝看电视，很多家长存在疑惑。其实只要善于利用，它将成为早教帮手。

4 月龄前，电视的早教功能主要是听，悦耳的音乐可舒缓宝宝的情绪，综合性的节目能为宝宝提供各种声音刺激。家里不能过于清静，寂静的环境是剥夺宝宝认识世界的机会。

5～9 月龄时，宝宝的视力发展基本完成，可以短时间地看电视，提供视觉的训练，如《天线宝宝》这类较静态的节目。但不宜久看，或离电视机太近，以免视力受到电视光线与辐射的伤害。此阶段还是以听为主。

10～22 月龄时，随着宝宝长大，他开始对电视产生兴趣，时常停下手里的玩具，看看电视里的情境。其实宝宝不仅喜欢动画片，而且对故事片里的对话情节也感兴趣。此阶段的宝宝喜欢观察与倾听现场语言，动画片适合让宝宝学习某种知识，而源于生活的故事片则更适合让宝宝学习语言。

24～36月龄时，宝宝逐渐成为小大人，对看电视自有主张，电视成为其重要的知识来源。家长既要尊重宝宝的自选节目或购买碟片，又要控制内容与时间，保护宝宝免受不良节目的影响，也让他养成良好的收视习惯。

4. 幼儿也有反抗期吗

答疑专家：谢　健（杭州市第一人民医院临床心理科主任医师）
郎亚琴（杭州市第一人民医院儿科副主任医师）

孩子的第一反抗期发生在什么时间

一般孩子的第一个反抗期出现在3～7岁左右，但是不排除有个体差异。有些孩子表达自我意识的欲望比较强，这类婴幼儿的第一反抗期会来得稍微早一点；有些孩子发育慢，第一反抗期会来得稍微晚一些。

幼儿为什么会有第一反抗期

1. 自我意识的觉醒。孩子到了两三岁的时候，生理和智力发

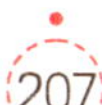

育正处于一个极速发展的阶段，往往表现出要独立完成一件事，有时表现出不乖的一面。他可能变得很固执，甚至有些自以为是，比如妈妈刚问他一句“干……吗？”他便好似不假思索地就回妈妈一个“不”字，而且说过“不”了以后，一定要坚持，不管这事是不是他本来喜欢的。这正是由于当时他的生理、智力发育不平衡造成的。生理发育水平没有达到可以独立做一件事的地步，主要表现在自己端茶倒水、往高处爬要拿东西，还有的时候说出一些“大人话”，让家长们百思不得其解。

2. 运动能力的增强。随着宝宝生理方面的快速发育，身体活动能力也随之逐渐增强，以前许多自己不能做的事情，现在都能一点点做好，同时这时候孩子更渴望扩大自身的活动空间，做一些大人经常做的事情，比如饭前拿碗筷等等。可是这时候的家长不相信他们可以独立做成一件事，而且担心他们会把碗打碎，把事情弄糟，不让宝宝去碰那些东西，所以这时候宝宝就随之产生了反抗的情绪。

3. 自我控制能力较差。这时候宝宝的心理发育还不成熟，控制自我情绪的能力还不够，他们想做的事，如果遭到了家长的反对或阻拦，往往表现为暴躁不安，通过大喊、哭闹等方式表现出来，甚至会去摔、扔家里的东西。这会让家长们更加不理解和生气，于是便去阻止宝宝日常的很多行为，最终导致宝宝做出强烈的反抗。

家长应如何应对幼儿的第一反抗期

1. 要尊重孩子，理解孩子。家长要知道，孩子表现出反抗，经常说“不”，不是他们故意调皮捣蛋、无事生非，而是他们想表达自己内心独立的想法和观点。一些孩子们可以尝试去完成的事，家长们何不让他们去试试呢，不妨给他们一些活动和独立思考的空间，这样培育孩子的方式比给他们买智力开发玩具，让他们提前接触英语来得更有效、更直接。

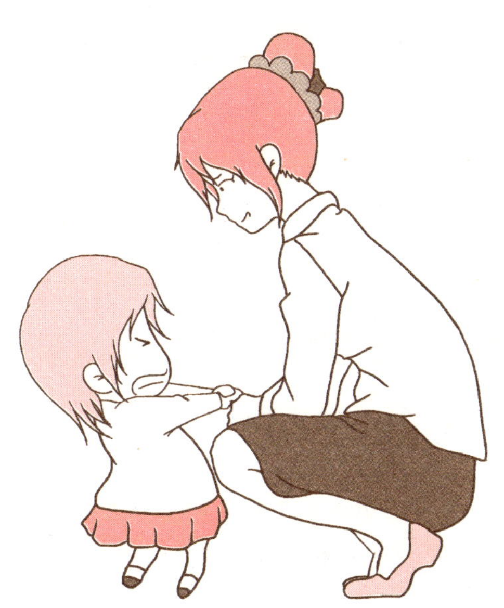

2. 家长要说话算话。让孩子抉择的时候，家长提出来的条件一定要办到，不能开空头支票，这样孩子才会清楚地知道家长讲话算话，慢慢地，亲子之间才会有相互的信任和默契。如告诉孩子乖乖吃完这碗饭，周末就带他去公园，实际上你周末早有工作安排无法实现，这只是骗孩子吃饭的小把戏。这样的空头支票开多了，孩子就会更加不听话，因为他想："反正妈妈说了也做不到。"

3. 用自己的行动做榜样。孩子在心理发展阶段，对外界的物质有非常强烈的好奇心，发生在他们身旁的事情对于孩子的心理成长起着至关重要的作用。家长无疑是孩子生活中最好的老师，所以家长的所作所为常常是孩子将来的一面镜子。

5. 不可忽视的儿童自闭症

答疑专家：谢　健（杭州市第一人民医院临床心理科主任医师）

什么是儿童自闭症

儿童自闭症（或称孤独症）是发生于儿童早期的一种涉及感知觉、情感、语言、思维以及动作与行为等多方面的发育障碍，也是广泛性发育障碍中最为常见和最典型的一种。它不是由单一的原因造成的，而是由多种原因造成的心理障碍症候群。

儿童自闭症有哪些症状

1. 社会交流障碍。孤独离群，不会与人建立正常的联系。一般表现为缺乏与他人的交流或交流技巧，与父母亲之间缺乏安全的依恋关系等。

2. 语言交流障碍。语言发育落后，或者在正常语言发育后出现语言倒退，其语言缺乏交流性质。

3. 兴趣狭窄，行为刻板重复。

4. 智力落后或不均衡。70%左右的孤独症患儿智力落后，但这些儿童可能在某些方面具有较强的能力；20%左右的患儿智力在正常范围；约10%的患儿智力超常，这些患儿记忆力较好，尤其是在机械记忆方面。

5. 感觉异常。表现为痛觉迟钝、对某些声音或图像特别恐惧或喜好等。

6. 其他常见行为。表现为多动、注意力分散、发脾气、攻击、自伤等。这类行为可能与父母教育中较多使用打骂或惩罚有一定关系。

自闭症患儿有哪些具体表现

1. 无语言。可以整天不说一句话，通常会被认为听力有问题或是患失语症。

2. 立即仿说。有变化的仿说被视为自闭症患儿表达沟通的意图,而没有变化的仿说多半不具有沟通意图。

3. 延宕仿说。在一段时间之后喋喋不休地重复某些字、成语、句子、整首诗或是歌曲,同样也会有沟通性或非沟通性之分。这种行为通常和情境、压力有所联系。

4. 说话不带感情。说话时只是在告诉你,而不是和你谈话,因此没有一般人说话时一问一答、一来一往的特性。

5. 无法掌握音调、音量。说话时有如木偶一般,十分机械化,无法通过语音的音调、节奏、抑扬顿挫来表现情绪或是感受,也不能在不同的情境中使用不同的音量。

6. 字义无法变化。如对于“学校”和“校正”,往往不能分辨两个“校”读音的区别。

7. 代名词反转。对“你”“我”“他”等代名词有混淆的现象。

8. 不清楚肯定与否定的概念。常使用“不”,而较少使用甚至不会使用“是”或“好”。

9. 文法结构不成熟。会使用自己的语言,但通常只有常跟他接触的人才了解其语言的含义。

10. 很少发问。除了强迫性的行为表现外,患儿很少会提出问题来发问。

11. 固着性。不管情境的变化,总是重复地念着某句话。

12. 不会使用因果性的语言。不会使用“因为”“所以”“因此”“如果”等词汇。

对于自闭症儿童应如何进行教育

因为自闭症儿童的心理是不正常的，所以不能像对待正常孩子那样来教育和要求他，只能在顺应中循循善诱，不能主观地强求。

正常孩子要全面发展，不能由着孩子的倾向。对自闭症的孩子却不能这样要求，要先顺着孩子，满足孩子，再给予适当引导。例如孩子喜欢电脑，这是因为他难以和人沟通的原因，应该利用电脑扩展他的知识，可以为他提供好玩的教学 VCD、教学游戏软件等。还可以利用电脑促使他与人沟通，家长可以与他一起玩电脑，逗引他说话，让他回答家长的问话，表达自己的想法等。

另外，还可由电脑引向其他，如为孩子提供与电脑有关联的学习用品、与电脑游戏相关的图书练习等，大多数自闭症孩子对书还是有兴趣的。

6. 儿童强迫症是怎么回事

答疑专家：谢　健（杭州市第一人民医院临床心理科主任医师）
谢　需（国家二级心理咨询师）

什么是儿童强迫症

儿童强迫症是强迫症的一种类型，是一种明知不必要，但又无法摆脱，反复呈现的观念、情绪或行为。在儿童期，强迫行为多于强迫观念，年龄越小，这种倾向越明显。本症多见于10～12岁的儿童，患儿智力大多正常。

儿童强迫症的表现有哪些

一个正常的儿童，在他发育的早期，也可能有轻度的强迫性行为，如有的孩子走路时喜欢用手抚摸路边的电线杆，有的孩子走路时喜欢用脚踢小石子，有的孩子爱反复地计算窗栏或阳台栏杆的数目等等。这类行为不伴任何情绪障碍，而且会随着年龄的增长而消失。

一个有强迫症的儿童常有其他强迫性症状，如强迫意向、强迫观念、强迫情绪等。其症状表现也多种多样，如强迫计数，反复数天花板上吊灯的数目，反复数图书上人物的数量，强迫计数自己走了多少步路等；有的表现为反复洗手，强迫自己反复检查门窗是否关好了，反复检查作业是否做对了，睡觉时反复检查衣服鞋袜是否放得整整齐齐等；有的患儿表现为仪式性动作，如要求自己上楼梯必须一步跨两级，走路时必须走两步停一下等。

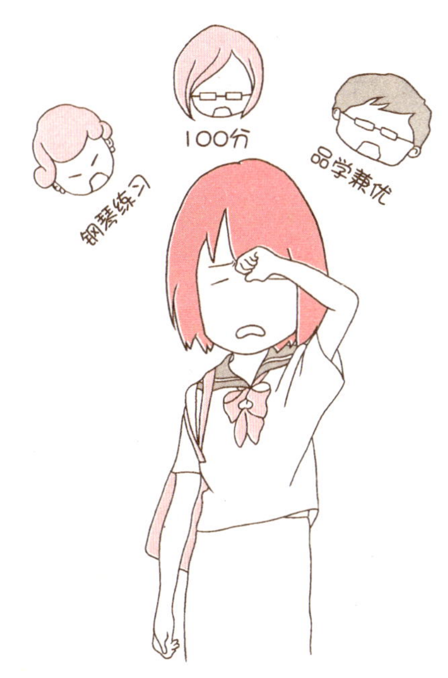

这类患儿，如不让他重复这些动作，他们反而会感到焦虑不安，甚至发脾气；如果让他们反复进行这些动作，患儿并不像成年强迫症患者那样，有明显的内心矛盾和焦虑不安。一般来说，患儿对自己的强迫行为并不感到苦恼和伤心，只不过是刻板地重复这些行为而已。

儿童为什么会患强迫症

一般认为，儿童不良的先天素质、性格基础，父母的不良性格、教育方法不当等，均与儿童强迫症的发生有关。患儿病前常有过于严肃、拘谨、胆小、呆板、好思考、不活泼等表现，患儿的父母也常有胆小怕事、过分谨慎和拘谨、缺乏自信心、遇事迟疑不决、事后反复检查、过于克制自己、呆板、缺乏兴趣爱好等不良性格特征。

父母对孩子过于苟求，如对清洁卫生过分要求、对生活刻板规矩等，可能是诱发儿童强迫症的原因。严重疾病、外伤、精神创伤，或长期处于过度的精神紧张状态、精神负担过重等，均可成为儿童强迫症的诱发因素。

对于强迫症患儿，家长应如何正确引导

1. 树立信心。对于有强迫症的儿童，家长要帮助他们自觉认识和克服自己的性格弱点，指导孩子处理问题要当机立断，帮助他们出主意、想办法，克服遇事犹豫不决的弱点，让孩子了解人的一生中必然要遇到各种各样的事情，不可能对每一件事情都处理得那么合适与周全，出现一些挫折是在所难免的。鼓励孩子对自己

进行正确的评价，让他们看到自己的力量，树立战胜疾病的信心。多方创造条件，帮助孩子获得成功，以提高孩子的自信心。还要注意丰富孩子的业余生活，分散孩子的注意力，以减少他们不必要的疑虑。

2. 意念训练。孩子出现不可遏制的强迫现象时，家长要帮助他们用意念努力对抗强迫现象，使其放松紧张恐惧的心理，同时告诉孩子，这种强迫行为没有任何意义。当然，要做到这点是非常不容易的，所以要有恒心和毅力。经过反复训练，多数儿童的强迫现象会逐步消失。

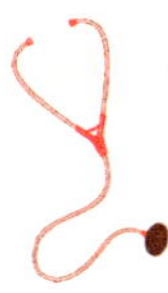

3. 培养多种兴趣爱好。家长要鼓励强迫症患儿多参加集体活动，多与外界接触，培养孩子多方面的兴趣爱好，如唱歌、跳舞、听音乐、打球、跑步等，以建立新的大脑兴奋灶，抑制强迫症状的兴奋灶，转移对强迫症状的高度注意力，这样可大大促进病情的康复。

4. 父母要纠正自己的不良性格。如果强迫症患儿的父母有性格偏异，如特别爱清洁、过分谨慎、过于刻板、优柔寡断、迟疑不决等，要予以纠正，否则会影响患儿强迫症状的康复，并且不利于孩子以后的心理发展，这一点甚为重要。

7. 不能忽视的青少年叛逆

答疑专家：谢　健（杭州市第一人民医院临床心理科主任医师）
谢　需（国家二级心理咨询师）

什么年龄段的孩子最容易产生逆反心理

在人的成长阶段会产生两个反抗期，儿童在3～7岁左右，会产生第一个反抗期；青少年在14～18岁左右，会产生第二个反抗期。这种逆反心理每个人都会有，这也是每个人在成长过程中正常的本能反应。作为家长，首先要接受孩子在青春期成长过程中所经历的特殊阶段。

孩子叛逆的原因有哪些

对于孩子来说，产生逆反心理是生理发育和心理发育的不平衡所导致的，这也是孩子的一个心理断乳期。

从外在环境的角度来说，孩子叛逆的原因有以下几种：

1. 传统思想影响着一些家长。传统的家长专制思想在中国的家庭中仍然存在，家长对子女的教育缺乏民主意识，总认为孩子还不成熟，不能有自己的看法，让孩子绝对服从自己，否则就是忤逆或对着干。因此，孩子不会或很少会把父母当成自己的倾诉对象，怕自己做错事后受到家长的责备。

2. 家长对孩子的期望太高，造成教育方式不当。一些家长缺乏普通的心理学常识，对子女的教育急于求成，教育方法简单

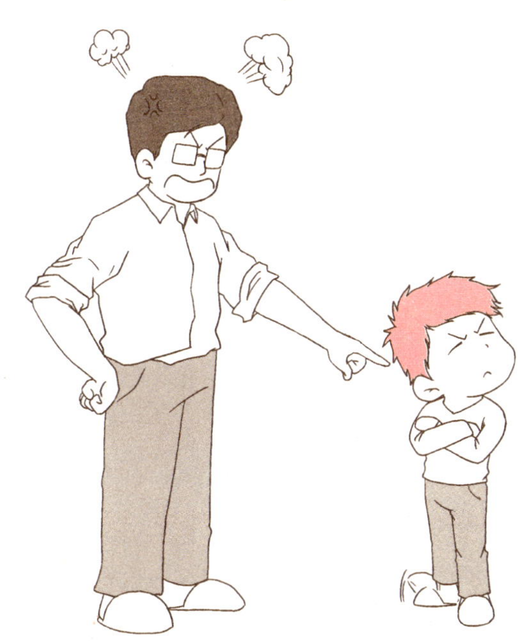

粗暴，经常无视子女的自尊心和心理承受能力，特别是孩子有了过失时，不是与孩子一起分析错误、商量补救办法，而是责骂甚至殴打孩子，使孩子在犯错误时感到孤立无援，从而产生叛逆心理。

3. 父母与子女缺乏双向交流，产生思想矛盾。随着孩子的成长，他们的独立意识逐渐增强，要求有自己的处事方式，不希望受到过多的管束。有些家长出于对子女的保护，什么事情都替孩子包办，这样，子女的渴望独立与家长不恰当的好意关心就会产生思想上的冲突和矛盾。有些家长因工作繁忙，很少与子女谈心，进行思想交流，只是定下一些严格的规定来约束、限制子女的行为，这也易使孩子产生逆反心理。

4. 大众媒体一些不恰当的渲染也是导致孩子叛逆心理的一个因素。比如一些影视作品极力美化叛逆者的个人行为，夸大叛逆者的能力，鼓吹个人主义。许多高中生十分欣赏电视、卡通片中所描写的“叛逆英雄”。

青春期孩子的父母应该怎么办

首先，父母要和孩子进行不限制主题的谈话，做“可被询问”的父母。在谈话期间，父母要尽量避免对在他们看来愚蠢、天真的问题或谈话加以羞辱或嘲笑。第二，接纳子女的感受。只要他们的行为没有违反一些底线，不要横加干涉。当子女讲话时，父母要全神贯注，不要看书报、电视或忙别的事。第三，鼓励孩子参与家庭的决策，并一起合力完成。对孩子小小的成功也要表扬，让他们自信地面对生活。

当孩子到了叛逆期，爸爸妈妈要对孩子的日常行为进行观察，并且咨询相关的心理专家。如果对孩子的行为仍有不解，可查阅相关书籍，深入了解。

8. 如何正确对待孩子的网络成瘾

答疑专家：谢　健（杭州市第一人民医院临床心理科主任医师）

谢　需（国家二级心理咨询师）

什么是网络成瘾

网络成瘾是互联网成瘾综合征的简称，其基本症状是上网时间失控，欲罢不能，患者可以不吃饭、不睡觉，但是不能不上网。患者即使意识到问题的严重性，但仍无法自控，常表现为情绪低落、头昏眼花、双手颤抖、疲乏无力、食欲不振等。

网络成瘾的判定标准常用的有三个：① 连续1个月以上每天上网玩游戏超过4～6个小时，严重影响了工作和学习；② 认为上网能得到快乐；③ 不上网就会出现躯体症状，如头痛、出汗、烦躁不安等，但一坐到电脑面前，这些症状就立刻消失。

青少年网络成瘾的危害性有哪些

1. 频繁上网花费了大量时间和精力，直接减少了学习时间，不可避免地给学习造成负面影响。

2. 色情、暴力、歪理邪说等不良信息充斥网络，对于抵制能力差的青少年来说，可能会导致精神疾病和心理障碍。

3. 使许多青少年沉溺于网络的虚拟世界，脱离现实。青少年在网络中面对的是一个虚拟世界，不必承担现实生活中的压力和责任，使得不少青少年宁可整日沉溺于虚幻的环境中而不愿面对现实生活。

4. 网络易导致青少年道德情感的冷漠和道德行为失去规范。在上网的过程中，面对的是一人一机这样一个相对封闭的环境，缺乏正常的人际交流，极有可能导致个人产生孤僻、冷漠及其他心理问题，从而导致人际关系的疏远，以至于对现实社会生活中的他人与社会漠不关心。由于网络的虚拟性，使得社会上形形色色的人和事经隐藏身份后在网上粉墨登场，其身份、行为方式、行为目标等都能够得到充分的隐匿、篡改，以便可以在网上为所欲为，不需要承担任何责任和义务。这样就使得那些是非分辨能力较差的青少年深受影响，从而导致其在日常生活中的行为失去规范。

5. 网络易引起学生的人际关系紧张。网络会给人们带来网络孤独症、人际信任危机、网恋等后果，结果使自己远离周围伙伴，变得越来越孤僻。许多学生将网络中培养出来的任性、放纵、撒谎、不负责任、不守规则等习惯带到校园生活中，造成人际关系紧张。

6. 对身体健康产生消极影响。长时间面对电脑，不仅伤眼，也容易造成背部和腰部损伤，对身体健康极为不利。长时间上网还可能患上网络或游戏成瘾症，即“游戏脑”，在医学上称为冲动控制障碍，轻者产生精神依赖，不上网就出现焦虑、烦躁、坐立不安、

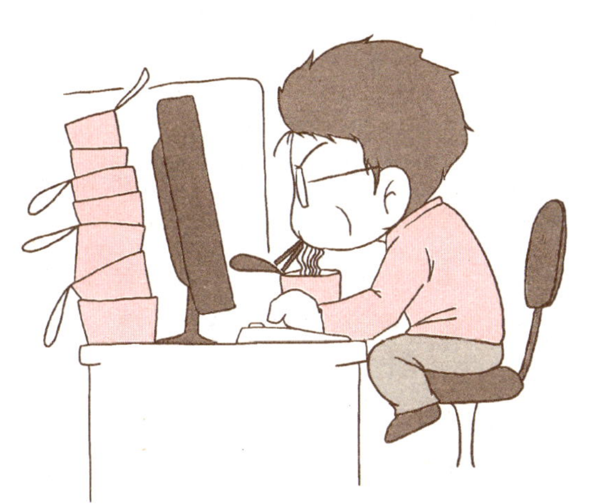

注意力不能集中；重者与毒品成瘾相似，完全被游戏和网络控制，难以摆脱，整个人变得不可理喻，没有自尊。由于大脑神经中枢持续处于高度兴奋状态，患者常常有自主神经紊乱、内分泌失衡，可使免疫功能降低，引发心血管疾病、胃肠神经官能症、紧张性头痛等疾病，严重的甚至导致死亡。

家长应如何正确引导孩子上网

1. 不能立即禁止孩子上网，特别是已经有网瘾成瘾的孩子，否则会引起适得其反的后果。

2. 要了解孩子的性格，对症下药。家长要减少对网络成瘾孩子的责备，多与孩子沟通和交流，增进与孩子之间的感情。

3. 要限制孩子上网的时间和地点，如最好不要到网吧上网、每天上网时间不超过 3 小时、上网必须在完成学习任务之后进行等等。

4. 家长自己要首先学习网络知识，了解网络，以告知和引导年幼的孩子。一定要告诫孩子不能与网上认识的人见面，因为网上鱼龙混杂，见面后容易发生被骗、被拐、被强奸等后果。

5. 家长一定要讲信用，特别是网络成瘾的家长，不能仅约束孩子，还要改变自己的不良习惯。家长可以与孩子一起制订合理的计划，让孩子和父母相互监督，不能够只约束孩子，放纵自己。

6. 要完全信任孩子，让孩子自己制订目标，等孩子完成或达到目标时，要给予鼓励或相应的奖励。同时，帮助孩子培养新的兴趣与爱好，最终实现自我成长，在心理上彻底脱离网络。

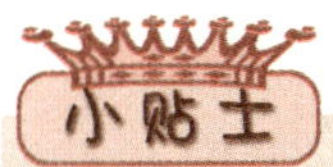

网络成瘾(IAD)自测量表

1. 你是否对网络过于关注(如下网后还想着它)	2. 你是否感觉需要不断增加上网时间才能感到满足
3. 你是否难以减少或控制自己对网络的使用	4. 你是否对家人或朋友遮掩自己对网络的着迷程度
5. 你是否将上网作为摆脱烦恼和缓解不良情绪(如紧张、抑郁、无助)的方法	6. 当你准备下线或停止使用网络的时候，你是否感到烦躁不安、无所适从
7. 你是否由于上网影响了自己的工作状态或朋友关系	8. 你是否常常为上网花很多钱
9. 你上网时间是否经常比预期的要长	10. 是否下网时觉得心情不好，一上网就会来劲头
结论：每个题目答“是”得1分，加起来，看你的总分有多少。 总分5分以下，网瘾不大；总分5~7分，你的网瘾很大；总分8分及8分以上，需要诊断是否患了IAD	

9. 如何正确看待孩子厌学

答疑专家：谢　健（杭州市第一人民医院临床心理科主任医师）
　　　　　李丽琴（国家二级心理咨询师）

孩子厌学是怎么一回事？这属于学习障碍吗

孩子学习成绩的好与坏，关键在于其本身的天赋、学习方法和勤奋与否，不能根据某一单方面的情况就认定孩子有学习障碍。所以，家长和老师最好不要轻易给孩子贴上一种所谓的标签。

一般14岁左右的孩子出现厌学现象比较普遍，因为这个时期的孩子正好处于青春期，由于自我意识的觉醒，容易产生逆反心理。孩子厌学还有一个重要原因，就是成绩跟不上。试想，一件自己认为做不好的事情，一定要勉强去做，怎么能做好呢？

造成孩子厌学的原因有哪些

1. 内在原因。主要有自信心不足、缺乏良好的人际关系、性格偏内向等。

2. 外部原因。主要包括以下几方面：

(1) 社会知识贬值。如今很多大学毕业生找不到工作，使孩子片面地认为学习没什么用处，不如早点出来找份工作。

(2) 家长过分强调分数，带给孩子过多的压力，或是对孩子的学习不闻不问。有些家长给孩子灌输了一些错误的观点，让孩子误认为不学习长大后也可以过得很好，从而造成孩子厌学。

(3) 老师对孩子的影响也非常重要。提高老师的素质，引导孩子产生学习的兴趣，从而让孩子爱上学习。

(4) 同学之间的影响不容忽视。近朱者赤、近墨者黑的道理很简单，周围的同学都是爱学习的话，这个孩子也会是一个爱学习的孩子。

(5) 媒体的导向也是影响孩子学习的重要原因之一。

什么是“第十名现象”

1989 年，杭州市天长小学老师周武受邀参加一次毕业学生的聚会。当时他暗自吃惊：那些已经担任副教授、经理的学生，在学校时的学习成绩并不十分出色；相反，当年那些成绩突出的好学生，成年后的成就却平平。

这个现象引发了周武的好奇，他开始追踪调查毕业班的学生。

经过10年、针对151位学生的追踪调查，周武发现，学生的成长是一个动态的过程，在这种动态变化中，小学时的好学生随着年级的升高，出现了成绩名次后移的现象。小学时主科成绩在班级前五名，进入中学后名次后移的，占43%；相反，小学时排在第七到十五名的学生，在进入高中后，名次往前移的比率竟占81.2%，这就是所谓的“第十名现象”。

第十名左右的学生，有着难以预想的潜能和创造力，让他们在未来的事业上崭露头角、出人头地。这里所指的第十名，并非刚刚好第十名的学生，而是指成绩中等的学生。根据周武的解释，这个群体的共同特征是：他们受老师和父母的关注不那么多，学习的自主性更强，兴趣更广泛。至于名列前茅的学生，因为得到父母、师长的过分关注，过分强化学科成绩，反而扼制了他们的潜能和学习自主性的发挥。

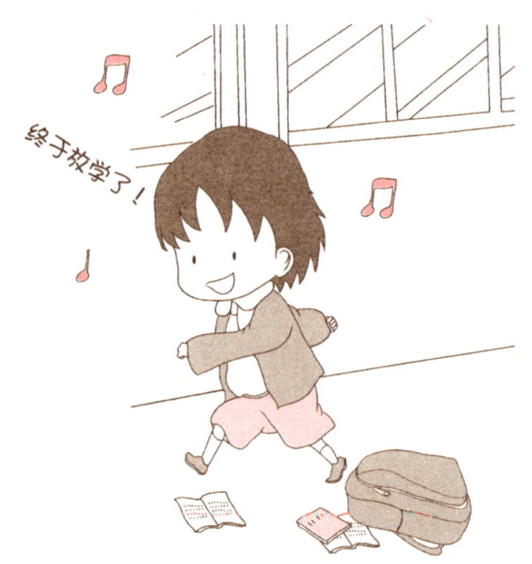

家长互相攀比孩子的学习成绩会对孩子产生什么影响

“你家孩子数学考了几分？听说全班只有三个100分。”“英语成绩出来了，我家孩子考了99分，你家孩子呢？”假期开始了，看到成绩单的家长们都很在意孩子的学习情况，遇上便讨论一番。家长们普遍认为，讨论成绩、比比孩子的分数无可厚非。

虽然家长对谈成绩、比分数乐此不疲，但许多孩子却并不喜欢，一些孩子甚至十分反感父母拿自己的学习成绩比来比去。成绩不理想的孩子大多感觉压力大，家长们询问、攀比成绩，他们的心理负担则会更重。

家长尽量不要互相攀比孩子的学习成绩，以免对孩子的成长造成伤害。有的家长可能是出于激励孩子的目的相互比较成绩，但成绩不理想的孩子最不喜欢的就是这种方式。建议家长调整好心态，换一种方式激励孩子，比如和孩子聊聊这个学期的收获和下个学期的打算，或者选择孩子感兴趣的话题多与他交流，也可以适时地引导孩子端正学习态度等，这些都是不错的方式。

如何科学地设定学习目标

让你去观察一座山，你会觉得很高，自己爬不上去。同样的，当你把自己的目标设定得很高时，想要去完成，也会觉得非常不容易。但是，当你在爬山的时候，只看自己眼前的三个台阶，三个台阶爬完了，再爬三个台阶，这样重复下去，慢慢地，一座看似爬不上去的山最终也会到达终点。学习也是这样，可以把目标设定得高一些，但在实际执行的时候，就要学会去分解，一步一步地去完成最终的目标。

10. 关于早恋那回事

答疑专家：谢　健（杭州市第一人民医院临床心理科主任医师）

如何看待早恋问题

"早恋"是一个只出现在中国的词汇。这个尚有争议的概念是这样定义的：生活不能自立，而又比法定结婚年龄小的青少年过早恋爱的行为。

现代心理学家认为，现阶段普遍认识中的早恋，更正确地应该称其为"青春期情感萌动"。进入青春期的青少年，随着生理的发展，开始产生性意识，他们开始敏感地看待男女同学间的交往，他们注视着异性同学的一举一动。而现阶段对于青春期的性教育大多数是遮遮掩掩、模棱两可。青春期的青少年有些是出于好奇，有些是出于叛逆，有些则是因为家庭原因（比如父母离异，孩子缺乏家庭的温暖），对于异性产生特殊的依赖感和好奇心。

心理学家认为，泛泛地将青少年之间的过密交往定义为早恋，其实更容易使得家长与孩子之间的沟通产生障碍。如果说早恋是一个问题，那么疏导是解决这个问题最得力的方法，一味地纵容或者压制都是不当的。

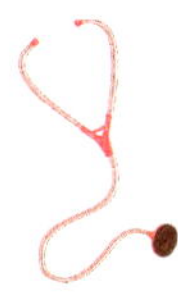

家长和老师应该如何看待早恋

青少年的早恋一般会经过以下几个阶段：

1. 确定目标。开始关注某一个异性，有些孩子的早恋只停滞在这个阶段，成为单相思。

2. 有所行动。异性之间写情书、递纸条、赠小礼物等，即是对某一异性有好感的表示。同时，可有约会行为，如一起逛公园、看电影、外出旅游等。

3. 频繁约会。逐步进入一对一的比较稳定的约会，可能公开化，似乎已经确定了“恋爱”关系。

4. 发生性关系。虽属少数，但近年来有增加的趋势，而且造成了非常不良的后果。

我们当然不主张青少年在学习阶段过多地分心于这些情感问题，但是也不提倡家长和老师一旦发现某些异性同学关系密切，就冠以“早恋”的罪名加以压制。要知道，现在的青少年大多都很独立甚至叛逆，一味地压制，不但不会起到任何效果，反而有可能让原本只是处在友谊阶段的两个孩子真的往早恋的方向走。这种“被早恋”的现象，也已经成为另一个不可忽视的问题了。

很多情况下，那些所谓的因早恋而出现的问题，如成绩下降、不务正业等，都与家庭存在很大的关系。很多父母都会把孩子出现的问题归结于早恋。事实上，早恋往往并非最主要的原因，只是一个结果而已，更多的原因集中于父母的关系问题、父母和子女的关系问题。因为，如果孩子在家里感觉温暖，内心充满爱和安全感，会生活得很有目标、很有力量，就不会因为空虚而急于在外面寻找“爱”；而如果孩子在这些方面没问

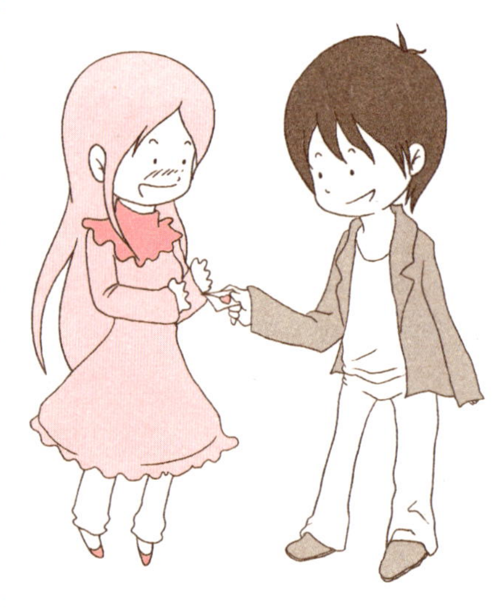

题，“早恋”很可能还会促进双方的发展与学习。

其实我们每个人都是从青春期走过来的，回忆一下，很多人都会有青春时青涩的情感萌动，因此，过早地把这种情感萌动定义为早恋其实也并不确切。

面对早恋问题，家长和老师的正确态度应该是疏导，而不是纵容，更不是压制。

面对孩子出现的早恋问题，家长和老师该怎么做

在对待早恋问题上，家长实际上有两种功能，一种是疏导平息，另一种是刺激强化。所有的家长都希望达到第一种效果，但遗憾的是现实中许多家长都把它变成了第二种结果。他们想阻止早恋，却用错误的方法推了孩子一把，使孩子不由自主地掉入了漩涡中。德国心理学家弗洛姆说：“动摇孩子意志最有效的方法是唤起他的有罪意识。”家长在这里最大的过错就是用成人庸俗的观念，把孩子的一些原本正常的行为恶俗化了，人为地制造了孩子的罪恶感，客观上把孩子推到了不能自拔的境地。

许多调查研究证明，青春期健康的异性交往对中学生的身心成长是有益的，应该得到支持和理解。减少早恋最好的方法是，提倡和促进中学生主动与异性交往，像兄弟姐妹一样友好和睦地相处，使他们对异性的关注和好奇心得到合理的满足。

不安和自责是每个孩子在青春期对异性产生好感时都会产生的，发展得严重时甚至会产生一种负罪感，这种感觉不仅不会使少男少女对异性的兴趣降低，反而会刺激兴趣增长。孩子在家长和学校的压力下，觉得喜欢异性是不洁的、不道德的，他们就会在表面上任性行事，不听家长的话，内心却彷徨迷失、自我鄙视。只有孩子自尊自爱，在青春期和异性交往时觉得坦然、正常，才能产生自信和理性，才能做得自然坦诚，才有自我控制的力量。